Moderne Biowissenschaften **Band 10**

Katja-M. Heine · Funktion und Funktionsprüfung des lymphatischen Systems

Dr. sc. med. KATJA-MARIA HEINE

Funktion und Funktionsprüfung des lymphatischen Systems

35 Abbildungen und 13 Tabellen

AKADEMIE-VERLAG · BERLIN

1973

Erschienen im Akademie-Verlag, 108 Berlin, Leipziger Str. 3–4

Lizenznummer: 202 · 100/519/73
Gesamtherstellung: VEB Druckhaus „Maxim Gorki", 74 Altenburg
Einbandgestaltung: Rolf Kunze
Bestellnummer: 761 671 8 (2148/10) · ES 17 F 1
Printed in GDR
EVP 24,–

GELEITWORT

Zum jetzigen Zeitpunkt erscheint es besonders zwingend, Aussagen über Funktion und Funktionsprüfung des lymphatischen Systems eingehend monographisch darzustellen, nachdem im letzten Jahrzehnt von zahlreichen Wissenschaftlern und Forschungsgruppen das bis vor kurzer Zeit noch herrschende Dunkel des biologischen Aufgabenbereichs der Lymphozyten erhellt werden konnte, indem die Stellung der Lymphozyten im Abwehrsystem des Organismus weitgehend geklärt wurde.
Der von Frau Dr. sc. med. K.-M. Heine vorgelegte Überblick über den derzeitigen Erkenntnisstand hinsichtlich Funktion und Funktionsprüfung des lymphatischen Systems basiert sowohl auf umfangreichen eigenen Untersuchungsergebnissen, die in jahrelangen Studien selbst erarbeitet wurden, als auch auf den weltweiten Forschungsergebnissen auf diesem Gebiet.
Nachdem jahrzehntelang die hämatologische Zytomorphologie im Hinblick auf den Lymphozyten stagnierte, bringen nunmehr die verschiedenen Möglichkeiten der in vivo- und in vitro-Methoden zur Funktionsprüfung des lymphatischen Systems eine eindrucksvolle Dynamik in die Entwicklung. So wird die Erfassung des zellulären Immunitätsverhaltens beim Kranken die Strategie unseres therapeutischen Vorgehens in Zukunft mehr und mehr bestimmen helfen.
Sowohl die klinisch als auch die experimentell arbeitenden Ärzte sollten die hier vermittelten Informationen zur besseren Einschätzung der jeweiligen Abwehrsituation unter den verschiedenen pathologischen Bedingungen nutzen.
Die in dem Buch geglückte Verbindung von praktischer Anleitung, Vermittlung der Ergebnisse der Funktionsprüfungen des lymphatischen Systems bei zahlreichen Krankheiten sowie Hinweisen für die Möglichkeit einer Beeinflussung des lymphatischen Systems im Sinne einer Immunsuppression bzw. -stimulation wird sowohl den Arzt am Krankenbett als auch den experimentell arbeitenden Wissenschaftler ansprechen.

Professor Dr. sc. med. H. Stobbe
Leiter des Arbeitsbereichs Hämatologie,
I. Medizinische Klinik des Bereichs Medizin
(Charité), Humboldt-Universität

DANKSAGUNG

Die vorliegende Monographie entstand im Rahmen einer Forschungsarbeit über die Funktion des lymphatischen Systems an der Hämatologischen Abteilung der I. Medizinischen Universitätsklinik des Bereichs Medizin der Humboldt-Universität Berlin. Dem Leiter der Abteilung, Herrn Prof. Dr. sc. med. H. Stobbe, gilt mein besonderer Dank für seine wertvollen Anregungen, sein ständiges Interesse und die Unterstützung der Arbeit. Fräulein Helga Mach danke ich für die technische Assistenz bei den experimentellen Arbeiten. Gleichzeitig gilt mein Dank allen Mitarbeitern der Hämatologischen Abteilung, die durch ihre Hilfe zum Gelingen der Arbeit beigetragen haben.

K.-M. Heine

INHALT

EINLEITUNG

Noch bis vor wenigen Jahren wurden die Lymphozyten als nicht weiter differenzierungsfähige Endzellen betrachtet, und über ihre Funktion bestanden nur unklare Vorstellungen. Erst seit den sechziger Jahren rückte das Lymphozytenproblem durch die Entdeckung ihrer Entwicklungspotenzen und ihrer Rolle bei der immunologischen Abwehr in den Vordergrund medizinischen und biologischen Interesses. Eine weltweite Forschung auf diesem Gebiet hat seither zu einem enormen Wissenszuwachs und zur Klärung vieler Probleme geführt, die jedoch ihrerseits neue Fragen aufwerfen. In der folgenden Darstellung soll versucht werden, einen Überblick über die derzeitigen Kenntnisse auf dem Gebiet der Lymphozytenforschung zu geben, wobei besonders die funktionellen Aspekte berücksichtigt wurden.

1

ENTWICKLUNG, MORPHOLOGIE UND FUNKTION DES LYMPHATISCHEN SYSTEMS

Die Abwehr schädigender Einflüsse der Umwelt ist eine Grundfrage des Überlebens schon der primitivsten Organismen. Bei den niederen Lebewesen ist die Form der Abwehr die Aufnahme und Verdauung der Fremdsubstanz. Die Phagozytose ist also die einfachste und ursprünglichste Form der Abwehr gegen das Eindringen von schädigender Fremdsubstanz. Bei den höheren Lebewesen wird dies durch spezielle Zellen, nämlich durch noch pluripotente Hämozyten bei den Wirbellosen und durch spezialisierte phagozytierende Zellen (Mikro- und Makrophagen) bei den Wirbeltieren besorgt. Auf der nächsten Stufe der Entwicklung kommt es zur Ausbildung der immunologischen Abwehr durch Antikörper, welche zunächst noch an die Zelle gebunden sind. Es handelt sich um die zellgebundene Abwehr durch lymphoide Zellen bzw. Lymphozyten. Aus ihr entwickelt sich später als höchste und effektivste Form die Abwehr durch frei zirkulierende Antikörper, d. h. die humorale Abwehr durch Plasmazellen [51, 102].
Die zellgebundene und humorale Abwehr ermöglichen eine adaptive Immunität. Sie erlauben dem Organismus, eine an die jeweiligen Umweltbedingungen angepaßte spezifische Abwehr zu erwerben. Die adaptive Immunität tritt in der Phylogenese auf der Entwicklungsstufe der Vertebraten auf. Ihre Merkmale sind eine induzierbare Antikörperbildung mit biologischer Spezifität und das Vorhandensein eines Erinnerungsvermögens an frühere immunogene Reize mit beschleunigter Reaktion bei neuerlicher Einwirkung. Der Entwicklungsschritt, der zur adaptiven Immunität der Wirbeltiere führt, basiert auf der Fähigkeit lymphoider Zellen, nach dem spezifischen Kontakt mit einer Fremdsubstanz (Immunogen, Antigen) zu proliferieren und Zellklone mit gleicher Spezifität zu bilden. Humorale Antikörper sind das Endprodukt dieser spezifischen Zelldifferenzierung.
Lymphozyten bzw. lymphoide Zellen treten in der Tierreihe also erst relativ spät, nämlich bei den Vertebraten auf. Sie finden sich zunächst als einzelne Zellen oder Zellanhäufungen und sind in dieser Form bereits beim Flußneunauge, dem niedrigsten heute noch lebenden Wirbeltier, nachweisbar. Zur Ausbildung typischer lymphatischer Organe kommt es erst bei den phylogenetisch über dem Neunauge stehenden Wirbeltieren. Diese haben bereits einen Thymus und verfügen über zellgebundene und humorale Immunreaktionen, die jedoch noch viel schwächer ausgeprägt sind als bei den Warmblütlern [2, 3, 4, 29]. Bei den Vögeln entwickelt sich neben dem Thymus ein zweites lymphatisches Organ, welches von zentraler Bedeutung für die Bildung humoraler Antikörper ist, nämlich die Bursa Fabricii.

Die Säugetiere verfügen über kein entsprechendes Organ. Es wird jedoch angenommen, daß bei ihnen das dem Magen-Darmtrakt assoziierte lymphatische Gewebe (Tonsillen, PEYERsche Plaques, Appendix) eine entsprechende zentrale Funktion für die Ausbildung der Fähigkeit zur Antikörperbildung haben [29]. Lymphknoten mit ihrer typischen Struktur findet man generell erst bei den Säugetieren.

Es werden primäre (zentrale) und sekundäre (periphere) lymphatische Organe unterschieden. Die zentralen lymphatischen Organe sind der Thymus und die Bursa Fabricii bzw. das dieser entsprechende lymphatische Gewebe des Magen-Darmtraktes. Sie sind epithelialer Herkunft (lymphoepitheliale Organe) und entwickeln sich autonom schon während der Embryonalzeit. Die peripheren lymphatischen Organe (Lymphknoten) dagegen sind lymphoretothelialer Natur und entwickeln sich erst durch Kontakt mit Immunogenen, d. h. sekundär. Das Neugeborene verfügt also noch nicht über ein voll entwickeltes lymphatisches System, sondern dies erfährt seine volle quantitative und qualitative Ausbildung erst durch die multiplen stimulierenden Einflüsse von Antigenen, welche im Laufe des kindlichen Lebens aus der Umwelt auf den Organismus eindringen. Steril aufgezogene Säugetiere entwickeln dementsprechend kein immunologisch vollwertiges lymphatisches System. Trotzdem sind die vorhandenen lymphatischen Zellen auch schon in der Embryonalzeit prinzipiell immunologisch funktionstüchtig und z. B. in der Lage mütterliche diaplazentar eingedrungene Zellen zu vernichten. Dies ist von grundlegender Bedeutung für das zukünftige Leben des Kindes, denn es würde sonst durch eindringende immunologisch kompetente Zellen der Mutter zu einer graft-versus-host-Reaktion und damit zu einer Schädigung kommen. Auch ist eine Stimulierung des lymphatischen Systems des Feten durch diaplazenter eindringende bakterielle und virale Antigene schon vor der Geburt möglich. Dies konnte durch Stimulierungsversuche von Lymphozyten in vitro an unreifen und reifen Feten mehrfach nachgewiesen werden [60, 71, 92].

Das lymphatische System des Menschen besteht aus dem Thymus, dem lymphatischen Gewebe des Magen-Darmtraktes, den Lymphozyten des Knochenmarks, den peripheren Lymphknoten und der Milz. Der Thymus ist ein zentrales, schon in der Embryonalzeit sich autonom entwickelndes lymphatisches Organ. Er nimmt eine Schlüsselstellung bei der quantitativen und qualitativen Ausbildung der peripheren lymphatischen Organe, Lymphknoten und Milz, ein [7, 41, 48, 49, 73, 86, 87, 88, 89, 108]. Hierbei spielt sowohl eine direkte Besiedlung mit Lymphozyten als auch die Abgabe eines humoralen stimulierenden Faktors eine Rolle [6, 80, 81, 82, 94]. Mit großer Wahrscheinlichkeit ist auch das lymphatische Gewebe des Magen-Darmtraktes zentrales lymphatisches Gewebe, welches sich autonom schon sehr früh aus dem Entoderm entwickelt [29]. Die peripheren Lymphknoten sowie die Milz entwickeln sich dagegen erst später unter dem Einfluß antigener Reize zu ihrer vollen Größe und Funktion. Für ihre Entwicklung ist das Vorhandensein des Thymus Voraussetzung. Die Lymphozyten, welche sich unter dem Einfluß des Thymus entwickeln, sind im späteren Leben für die zellvermittelte Immunitätsreaktion verantwortlich und werden als T-Lymphozyten bezeichnet. Dagegen entstehen die Plasmazellen aus vom Thymus unahängigen lympha-

tischen Vorläuferzellen im Knochenmark, welche als B-Lymphozyten, d. h. Bursa equivalent, bezeichnet werden. Neonatal thymektomierte Tiere bilden keine normalen peripheren Lymphknoten aus, sondern zeigen eine schwere immunologische Abwehrschwäche mit zum Tode führender Abzehrungskrankheit [22, 39, 85, 86]. Beim Menschen kennt man entsprechende angeborene Syndrome mit Thymusaplasie oder Hypoplasie. Bei den betroffenen Kindern besteht eine Lymphozytopenie bzw. gestörte Lymphozytenfunktion sowie eine Hypo- oder Dysgammaglobulinämie [8, 35, 36, 37, 38, 56, 57, 95, 100, 109]. Die peripheren Lymphknoten sind z. T. nur kümmerlich angelegt, arm an Lymphozyten und zeigen keine normale Follikelstruktur. Den Kindern fehlt in unterschiedlichem Maße die Abwehrfähigkeit gegen Viren, Pilze und gegen bakterielle Infektionen. Es liegt eine tiefgreifende Störung der zellgebundenen und der humoralen Abwehrmechanismen vor, welche oft innerhalb der ersten Lebensjahre zum Tode führt. In den Formenkreis der Thymusaplasie oder Hypoplasie gehören das Di George Syndrom, die essentielle Lymphozytophtise, die Ataxia telangiectasia, der Schweizer Typ des Antikörpermangelsyndroms und das Rosen-Gitlin-Jane-way-Syndrom.
In der Struktur unterscheidet sich der Thymus grundsätzlich von den peripheren Lymphknoten und der Milz. Während letztere eine Follikelstruktur mit Keimzentren erkennen lassen, besteht die Thymusrinde uniform aus Lymphozyten ohne Keimzentren. Ebenfalls keine Keimzentren weisen die Lymphknötchen des Knochenmarks auf. Gerade in diesen Organen — Thymus und Knochenmark — findet jedoch die intensivste Lymphozytopoese statt. Die Keimzentren spielen also nicht die alleinige Rolle bei der Lymphozytenbildung [32, 111].
Die Lymphknoten sind sowohl in den Lymphstrom als auch in den Blutstrom eingeschaltet (Abb. 1.1.). Sie sind durch Lymphgefäße miteinander verbunden, welche zu größeren Lymphbahnen zusammenfließen und schließlich über den Ductus thoracicus in die obere Hohlvene münden. Andererseits werden sie auch von Blutkapillaren durchströmt und haben so direkten Kontakt zum Blutkreislauf. Die Lymphozyten können die Lymphknoten über das Lymphgefäßsystem oder über das Blutgefäßsystem verlassen und in anderes lymphatisches Gewebe oder das Knochenmark einwandern, dieses durchwandern und erneut in Blut- oder Lymphbahnen eintreten. Sie können aus den Kapillaren bei Bedarf aktiv in das interstitielle Gewebe, in immunologische Entzündungsinfiltrate oder Exsudate austreten [50]. So befindet sich ständig ein großer Teil der Lymphozyten auf Wanderschaft im Gewebe. Die Rezirkulation ist ein wichtiger strategischer Faktor bei der Abwehrfunktion des lymphatischen Systems [63]. Es konnte nachgewiesen werden, daß die generalisierte Abwehrreaktion des gesamten lymphatischen Systems nicht durch das Antigen direkt, etwa durch Verbreitung über den Blutkreislauf, ausgelöst wird, sondern durch die Lymphozyten des lokal betroffenen Lymphknotens, welche auf ihrer Wanderschaft die Information an das Gesamtsystem weitergeben. Leitet man die Lymphe des betroffenen Lymphknotens durch Drainage ab, so bleibt die Abwehrreaktion auf die regionalen Lymphknoten beschränkt [50].
Aus dem Gesagten geht hervor, daß die Lymphozytenzahl in der Volumeneinheit

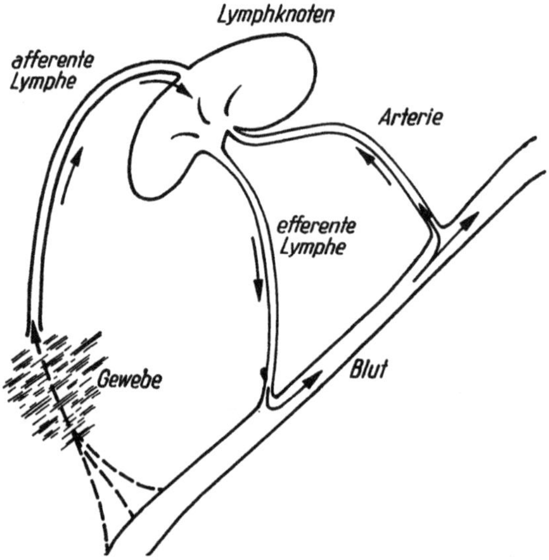

Abb. 1.1.
Lymphozytenzirkulation

Blut in keiner Weise die wirkliche Menge vorhandener Lymphozyten repräsentiert. Sie beträgt nur etwa $^1/_{200}$ des gesamten Lymphozytenpools. Es ist auffallend, daß die Lymphozytenzahl im Blut trotz des dauernden Lymphozytenflusses sehr konstant gehalten wird, im Gegensatz zu der wesentlich variableren Zahl der Granulozyten. Die Lymphozytennormwerte im Blut liegen beim Erwachsenen zwischen 1000–3000/µl, beim Kind in den ersten beiden Lebensjahren bei 6000–7000/µl. Ein Über- oder Unterschreiten dieser Werte ist stets ein Hinweis auf eine Erkrankung des lymphatischen Systems oder eine Störung übergeordneter Regulationsmechanismen. Zu diesen gehören der Lymphozytose stimulierende Faktor (LSF) des Thymus, das ACTH der Hypophyse und die Kortikosteroide der Nebennierenrinde. Die Menge des lymphatischen Gewebes des Erwachsenen schätzt man auf 3 g Lymphozyten im Blut, 100 g in Milz und Lymphknoten, 100 g im Knochenmark, sowie eine noch größere nicht genau bestimmbare Menge im Gewebe verteilt [93, 111]. Der Thymus bildet sich nach der Pubertät zurück und spielt beim Erwachsenen keine wesentliche Rolle mehr. Das Parenchymgewicht beträgt in der Kindheit um 20 g, im Erwachsenenalter um 3 g und vermindert sich im Alternsgang noch weiter [65]. Ein Persistieren des Thymus im Erwachsenenalter findet man nur bei krankhaften Zuständen, bei denen dann meist auch immunologische Störungen im Sinne von Autoimmunphänomenen nachweisbar sind, wie z. B. bei der Myasthenia gravis [15, 113].
Auch das periphere lymphatische Gewebe (Lymphknoten und Milz) macht einen typischen Alterswandel durch. Die Lymphknoten sind klein oder fehlen bei der Geburt, entwickeln sich stark während des Kindesalters auf Grund der vielfältigen Auseinandersetzungen mit neuen Antigenen, sind auch beim Jugendlichen noch relativ groß und reaktionsbereit und verkleinern sich deutlich während des Erwachsenenalters bis zum Senium. Trotzdem bleiben die Lymphozytenwerte im peripheren Blut während des ganzen Erwachsenenalters konstant [52, 53].

Die Morphologie der reifen Lymphozyten ist einfach. Es handelt sich um Zellen von etwa Erythrozytengröße. Nach ihrem Durchmesser kann man sie in kleine (⌀ 6—10 µm) und große Lymphozyten (⌀ 10—20 µm) einteilen. Sie haben einen sehr schmalen leicht basophilen Zytoplasmasaum und in fixiertem Zustand einen runden, vital einen leicht bohnenförmigen, pachychromatischen Zellkern. Im Zytoplasma finden sich bei 5—10% der Lymphozyten einzelne azurophile Granula [83, 98], deren Bedeutung in Zusammenhang mit immunologischen Vorgängen gesehen wird. Der Zellkern enthält einen größeren oder mehrere kleinere Kernkörperchen, die jedoch nur bei Spezialfärbung sichtbar sind [103, 106]. Untersuchungen von GRUNDMANN [43, 44, 45, 46, 47] ergaben, daß die polynukleolären Lymphozyten vorwiegend in der Pulpa der Lymphknoten, nahe dem Sinus zu finden sind (Pulpa- oder Sinuslymphozyten), während die makronukleolären Lymphozyten sich vorwiegend in den Lymphfollikeln finden (Follikellymphozyten). Im peripheren Blut wurden etwa 75% makronukleoläre und 16% polynukleoläre Lymphozyten bestimmt. Der Rest ist nicht eindeutig klassifizierbar [10].
Bei phasenoptischer Betrachtung der vitalen Lymphozyten erkennt man ihre gute aktive Beweglichkeit. Bei der Fortbewegung wird der Kern vorangeschoben und das Zytoplasma schwanzartig nachgezogen (Abb. 1.2.), so daß die Zellen Handspiegelform annehmen [14]. McFARLAND [77, 78] beschrieb einen schwanzartigen Fortsatz (Uropod), mit welchem die Lymphozyten sich häufig an Makrophagen anlagern. Es wird angenommen, daß diese Zellorganelle mit der Antigenübernahme von den Makrophagen in Zusammenhang steht (Abb. 1.3.).
Elektronenoptisch zeigen die Lymphozyten im Zytoplasma mäßig viele Ribosomen, spärliche Mitochondrien und ein schwach ausgebildetes endoplasmatisches Reticulum [26]. HUHN [58] fand bei 3% der Lymphozyten des peripheren Blutes gesunder Erwachsener echte Ergastoplasmaschläuche und sieht diese Lymphozyten als Übergangsformen zu Plasmazellen an.

Zytochemisch weisen Lymphozyten folgende Merkmale auf [54]:

Zytochromoxydase: negativ
Saure Phosphatase: (+)
Alkalische Phosphatase: negativ
Naphtol-AS-Acetat-Esterase: (+)
Chlor-Acetat-Esterase: negativ
α-Naphthol-Acetat-Esterase: negativ
Lactatdehydrogenase: ++
Succinodehydrogenase: ++
Diphosphornucleotid-diaphorase: ++
Triphosphornucleotid-diaphorase: ++
Glucose-6-Phosphatdehydrogenase: ++
PAS-Färbung: negativ
Adenosin-5-Triphosphatase: (+)
Leucinaminopeptidase: (+)
β-Glucuronidase: +++

Die Morphologie der reifen Lymphozyten entspricht der einer Zelle im Ruhestadium. So ist es auch zu erklären, daß über die Funktion dieser Zelle noch lange nach ihrer Entdeckung im Gegensatz zu anderen Blutzellen weitgehende Unklarheit herrschte. Lange Zeit wurde der Lymphozyt als eine Vorratskammer für Eiweiße angesehen. Seine hohe Kern-Plasma-Relation und seine Anwesenheit in allen, besonders aber schnell wachsenden Geweben, schien ihn hierfür zu

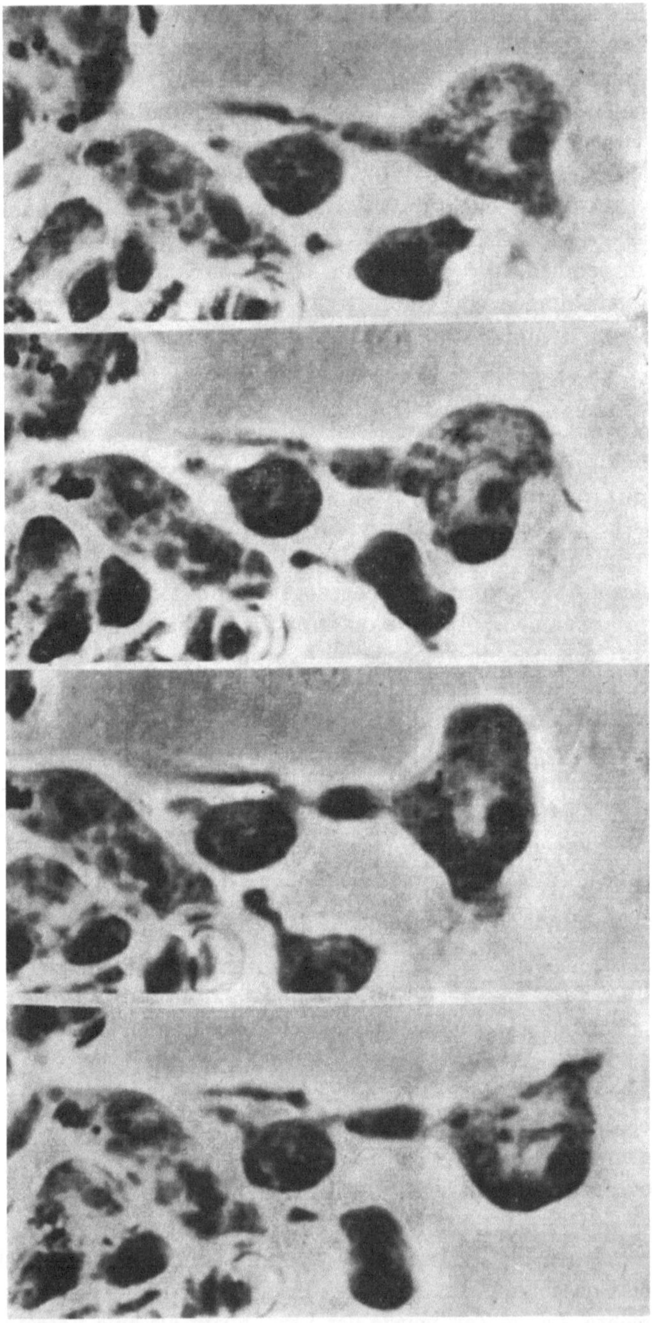

Abb. 1.2. Verschiedene Bewegungsphasen eines Immunoblasten und zweier Lymphozyten. Der Zellkern wird vorangeschoben, das Zytoplasma schwanzartig nachgezogen

prädestinieren. Direkte Beweise für die Trephozytenfunktion gibt es nicht. Die Tatsache, daß die Lymphozyten unter bestimmten Bedingungen umwandlungsfähig sind, spricht gegen eine primäre Trephozytenfunktion. Jedoch ist es nicht geklärt, ob diese Fähigkeit jedem Lymphozyten eigen ist, und es ist möglich, daß sich in der isomorphen Gruppe der Lymphozyten funktionell unterschiedliche Arten verbergen. Eine Reutilisation von Lymphozyten-DNS durch Lymphozyten wurde mit Isotopenmarkierungsversuchen wahrscheinlich gemacht [96]. Eine

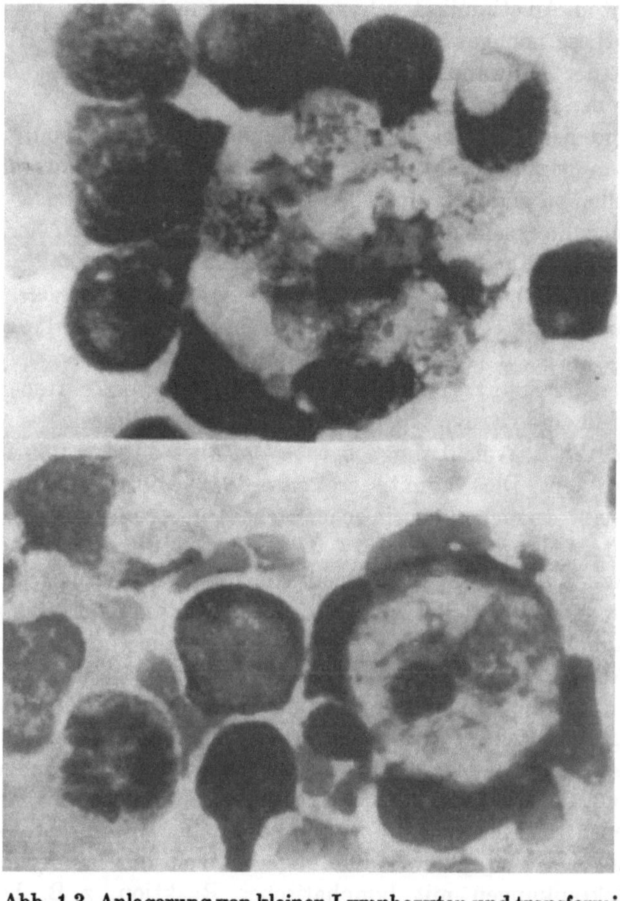

Abb. 1.3. Anlagerung von kleinen Lymphozyten und transformierten Lymphozyten an Makrophagen

derartige Reutilisation von DNS könnte als Informationsweitergabe im Sinne des „immunologischen Gedächtnisses" gedeutet werden [27, 28], entspricht aber nicht dem eigentlichen Begriff Trephozyt.

Maximow [76] sprach den Lymphozyten die Rolle einer hämatogenen Stammzelle zu. In neuerer Zeit beschäftigen sich besonders Yoffey [117] sowie Aleksandro-

WICZ [1] mit diesem Problem (Übersichten 6, 24). Als wesentlicher Hinweis auf die Stammzellfunktion gilt das regelmäßige Vorhandensein größerer Zahlen von Lymphozyten oder den Lymphozyten sehr ähnlicher mononukleärer Zellen im Knochenmark, besonders unter Bedingungen eines vermehrten Stammzellbedarfs. Untersuchungen an röntgenbestrahlten Tieren scheinen diese Hypothese zum Teil zu unterstützen [13, 61, 62, 74, 107, 117]. CZERSKI [21] konnte im Knochenmark von entbluteten Kaninchen die Umwandlung von Lymphknotenzellen und Blutlymphozyten zu Zellen der Granulo- und Erythropoese in Diffusionskammern beobachten. An stimulierten Lymphozyten wurde in vitro die Fähigkeit zur Porphyrinsynthese nachgewiesen [99], wodurch ein neuerlicher Hinweis für die Möglichkeit einer Umwandlung von lymphatischen Zellen zu Zellen der Erythropoese gegeben ist.

Trotz gewisser Indizien für eine mögliche Stammzellfunktion von zumindest einem Teil der Lymphozyten steht der schlüssige Beweis einer Umwandlung von lymphatischen Zellen zu anderen Blutzellen beim Menschen noch aus.

Die immunologische Funktion der Lymphozyten ist eindeutig gesichert [16, 34, 42, 63, 75, 84, 91, 112, 115]. Die Lymphozyten sind die Träger der zellgebundenen Immunitätsreaktion (ZIR), die auch als allergische Spätreaktion bezeichnet wird. Zu ihr zählen die Infektionsallergien, die Transplantations- und Tumorallergie sowie die Kontaktallergien [34, 97]. Die Besonderheit der allergischen Spätreaktion gegenüber der Sofortreaktion besteht neben dem verzögerten Auftreten vor allem darin, daß eine passive Übertragung der Überempfindlichkeit mit zellfreiem Serum oder Plasma nicht möglich ist, wohl aber mit Lymphozyten und Lymphozytenextrakten. Dies konnte erstmals 1942 von LANDSTEINER und CHASE [66] am Meerschweinchen für eine chemische Kontaktallergie nachgewiesen werden. Auch spätere Untersucher [12, 18, 67, 68, 114, 116] bestätigen die Übertragungsmöglichkeit anderer Allergieformen vom Spättyp durch lymphatische Zellen. Es wird angenommen, daß zellgebundene Antikörper der Lymphozyten für das Zustandekommen der allergischen Spätreaktion verantwortlich sind [17, 97]. GILLISSEN [34] konnte zellständige Antikörper an lymphatischen Zellen und in Zellextrakten Tuberkulin-sensibilisierter Kaninchen fluoreszenz-serologisch nachweisen. Es gelang ihm auch, durch Zellextrakte die Fähigkeit zur allergischen Spätreaktion passiv auf andere lymphatische Zellen zu übertragen. Dieses Experiment spricht für die tatsächliche Existenz zellständiger Antikörper, die zunächst nur hypothetisch in Analogie zu den humoralen Antikörpern angenommen worden waren. ASAMER [5] konnte Immunglobulin enthaltende Lymphozyten besonders bei Erkrankungen mit lymphatischer Reaktion, z. B. bei Virusinfekten in vivo nachweisen. An einer Immunglobulinbildung durch Lymphozyten besteht heute kein Zweifel mehr.

Histologische und zytologische Untersuchungen sowohl der lokalen Entzündung als auch der Lymphknoten bei allergischen Spätreaktionen ergaben weitere Hinweise für die Beteiligung lymphatischer Zellen. In der Umgebung eines Transplantates oder im betroffenen Hautbezirk bei Kontaktallergien finden sich fast ausschließlich Lymphozyten und kaum Granulozyten [70, 79, 105]. In den regionären Lymphknoten kommt es zu charakteristischen Veränderungen: Die kleinen Lymphozyten wandeln sich zu großen pyroninophilen Zellen um. Sie zeigen eine hohe Mitoseaktivität. Ihr Auftreten steht in engem zeitlichem Zusammenhang mit den klinischen Zeichen der allergischen Reaktion [101, 112]. Von KLIMA [64] wurden die gleichen Veränderungen sowohl im peripheren Blut als auch im lymphatischen Gewebe bei Virusinfekten, Tuberkulose, Malaria und anderen Erkrankungen beschrieben. Er spricht von lymphozytären und lymphoblastischen Reaktionsformen als verschiedenen Stufen der reaktiven Entwicklung der Lymphozyten, welche im Rahmen der Krankheitsabwehr auftreten.

In vitro Untersuchungen an Lymphozyten-Zellkulturen zeigten nach Antigenzusatz ähnliche strukturelle Veränderungen der Lymphozyten, wie sie in vivo von KLIMA beobachtet wurden. Auch in vitro kommt es zur Umwandlung der kleinen Lymphozyten zu großen teilungsfähigen Zellen. Diese stimmen morphologisch mit den lymphatischen Reaktionsformen KLIMAS bzw. den Lymphoidzellen nach JORKE [59] überein. Sie werden nach dem Vorschlag von DAMESHEK [23] auch als Immunoblasten bezeichnet. So steht die Fähigkeit zur Umwandlung, d. h. Zellverjüngung und Proliferation in engstem Zusammenhang mit der Lymphozytenfunktion. Es sollen deshalb die Fragen der Lymphozytenkinetik im Zusammenhang mit der Funktion besprochen werden (Abb. 1.4.).

Bei den Lymphozyten handelt es sich um Zellen mit unterschiedlicher Umsatzrate, Lebensdauer und Untergangsart. Ein Teil der Lymphozyten stellt mit Sicherheit keine Endzellen dar, sondern endet in der Transformation zu unreifen Zellen und schließlich in der Zellteilung. Andere Lymphozyten dagegen sterben schon nach kurzer Zeit am Ort ihrer Entstehung oder in der Peripherie. Wieder andere gehen nach unterschiedlicher, z. T. erheblich langer Lebensdauer bei der Erfüllung ihrer immunologischen Abwehrfunktion zu Grunde.

Es konnten folgende Daten über die Kinetik der Lymphozyten ermittelt werden:

1. Thymuslymphozyten: Im Thymus findet die Lymphozytopoese im engeren Sinne aus eigenen Vorläuferzellen nämlich Lymphoblasten und großen Lymphozyten statt. Aus ihnen entstehen durch mehrere Reifeteilungen kleine Lymphozyten. Die Thymuslymphozyten sind überwiegend schnell umgesetzte Lymphozyten mit nur kurzer Lebensdauer von etwa 3—4 Tagen. Sie gehen zum großen Teil noch im Thymus zu Grunde oder sterben in der Peripherie. Nur einige wandeln sich durch Antigenkontakt in der Peripherie in langlebige Lymphozyten mit immunologischer Abwehrfunktion um (sogenannte Antigen-geprägte oder „commited“ Lymphozyten) [6, 20, 82, 111].

2. Knochenmarklymphozyten: Auch im Knochenmark findet eine intensive Lymphozytopoese aus eigenen Vorläuferzellen mit einem raschen Zellumsatz statt. Jedoch scheint ein Absterben von Lymphozyten am Bildungsort nicht die Regel zu sein. Man weiß bis heute nicht, ob die Knochenmarklymphozyten später in andere Organe (Lymphknoten, Milz) einwandern und dort evtl. noch lange Zeit überleben. Es ist daher nicht berechtigt, die Knochenmarklymphozyten von vornherein als kurzlebig zu bezeichnen [111].

3. Lymphozyten der lymphatischen Organe: In den lymphatischen Organen findet die Bildung immunologisch aktiver Lymphozyten statt, die auch als Immunozyten bezeichnet werden. Man kann daher auch von einer Immunozytopoese sprechen [111]. Die Vorläuferzellen sind die Immunoblasten. Immunoblasten sind aus kleinen Lymphozyten durch Transformation auf einen antigenen Reiz hin entstandene proliferationsfähige große lymphatische Zellen. Die Immuno-

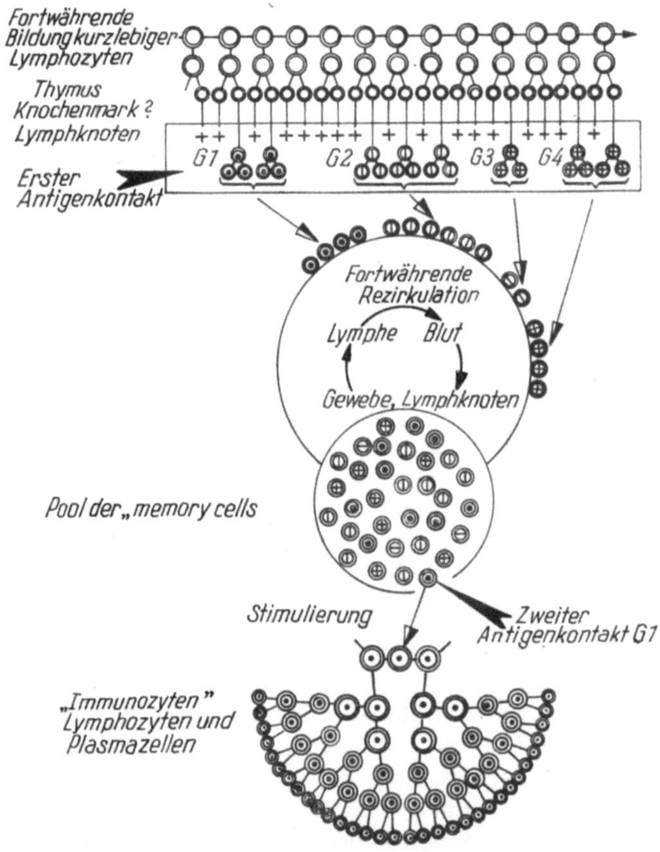

Abb. 1.4. Lebenszyklus der Lymphozyten (nach Cazal [16])

zytopoese findet in der Rinde der Lymphknoten statt. Zum Teil ist sie nicht an bestimmte Strukturen gebunden, z. B. in der Submucosa des Darmes. Die aus der Immunozytopoese hervorgehenden Lymphozyten sind zumindest teilweise außerordentlich langlebig. Es wurden durch den Nachweis von Chromosomenaberrationen nach Röntgenbestrahlungen von verschiedenen Autoren maximale Lebenszeiten von über 22 Jahre [9], 8 Jahre [19], 3 Jahre [11] bzw. 18 Monate [90] nachgewiesen. Dies sind Maximalwerte, die zweifellos nur von einem Teil der

Lymphozyten erreicht werden, wogegen andere wesentlich kürzere Umsatzzeiten haben. Es dürfte sich dabei jedoch nicht um prinzipiell unterschiedliche Lymphozytenarten handeln, sondern es ist anzunehmen, daß die Lebensdauer der immunologisch effektiven Lymphozyten durch die Erfüllung ihrer immunologischen Aufgaben begrenzt wird. Sind z. B. Lymphozyten spezifisch gegen ein Antigen geprägt, welches später nicht wieder auf sie einwirkt, so bleiben sie über Jahre im Ruhestadium als sogenannte Gedächtniszellen oder „memory cells", d. h. sie sind langlebig. Handelt es sich jedoch um antigengeprägte Lymphozyten, welche sehr bald wieder auf das gleiche Antigen treffen, so endet ihr Dasein entweder durch Transformation und Proliferation oder in Erfüllung ihrer Abwehrfunktion. Das bedeutet, daß die jeweilige Lebensdauer den funktionellen Erfordernissen entspricht und nicht von vornherein festgelegt ist.

Zusammenfassend läßt sich über die Lymphozytenkinetik folgendes sagen: Im Thymus werden kleine Lymphozyten gebildet, die z. T. noch dort zugrunde gehen und zum anderen Teil in die Peripherie wandern, wo sie die lymphatischen Organe besiedeln. Treffen sie dabei auf Antigene, so werden sie von diesen geprägt und sind fähig, bei erneutem Kontakt mit dem gleichen Antigen mit Proliferation und Bildung von immunologisch wirksamen Effektorzellen zu reagieren (Immunozytopoese). Im Knochenmark werden ebenfalls reichlich Lymphozyten gebildet und es ist möglich, daß diese, entsprechend den Thymuslymphozyten in den ersten Lebensabschnitten, im Erwachsenenalter den Hauptnachschub an Lymphozyten darstellen.
Bei der Auseinandersetzung mit von außen eindringenden Antigenen spielt das Makrophagensystem eine wesentliche Rolle [25, 31, 33]. Die Fremdsubstanz wird durch Phagozytose zunächst von Makrophagen aufgenommen, verarbeitet und das bearbeitete Antigen oder eine Informations-RNS an die lymphatischen Zellen weitergegeben. Die Bearbeitung der antigenen Substanz durch Makrophagen ist nicht in jedem Falle notwendig, um eine Reaktion der Lymphozyten auszulösen. Die Lymphozyten können auch primär auf Antigene reagieren. Sie sind unter bestimmten Bedingungen selbst zur Phagozytose und Pinozytose fähig [110]. Dies ist jedoch eher die Ausnahme, und die Bedeutung für die Abwehrfunktion ist unklar.
Auf welche Weise ein antigensensitiver Lymphozyt sein Antigen wieder erkennt und wodurch dann die Proliferation ausgelöst wird, ist bis heute unbekannt. Als Arbeitshypothese wird unter anderem folgender Mechanismus angenommen [30, 72, 104]: Die antigensensitiven Lymphozyten enthalten Antikörpermoleküle, welche mit einem Teil ihrer Peptidkette aus der Zellmembran herausragen. Dies sind die Oberflächenrezeptoren, mittels welcher die entsprechenden Antigene erkannt und gebunden werden können. Bei der Bindung findet eine chemische Reaktion statt, bei der Energie frei wird, die zur Auslösung (Triggerung) weiterer Reaktionen und letztlich zur Zellproliferation und/oder Antikörperproduktion dient. Je nach Affinität der Rezeptoren wird ein Antigen zur Triggerung führen oder nicht. Es muß dazu eine Minimalmenge an Triggerenergie zur Verfügung

gestellt werden. Die positive Wirkung verschiedener Ajuvantien oder auch die Wirkung der Makrophagen kann darin bestehen, einen Teilbetrag an Energie zu liefern, so daß eine sonst unter dem Schwellenwert liegende Energiemenge jetzt ausreicht, um den Triggermechanismus in Gang zu bringen. Auch die Auslösung einer Lymphozytenproliferation durch nicht antigene Substanzen (z. B. Phytohämagglutinin) oder durch Lymphozytenantikörper läßt sich durch chemische Reaktion mit den Oberflächenrezeptoren erklären.
Nach einer anderen Theorie soll die Lysosomenaktivierung für die Auslösung der Lymphozytenproliferation von wesentlicher Bedeutung sein [6, 72]. Es wurde beobachtet, daß die Lymphozytenstimulierung mit Phytohämagglutinin und anderen unspezifischen Stimulantien zu einer Lysosomenpermeabilität führt. Dadurch kommt es zur Freisetzung lysosomaler Enzyme, die den Transformationsprozeß in Gang setzen [55]. Substanzen, welche eine Lysosomenstabilisierung bewirken, wie z. B. Prednisolon, Chloroquin und Chlorpromazin, führen zu einer Hemmung der Lymphozytenproliferation. Beide Theorien stehen nicht in eigentlichem Widerspruch, denn es ist denkbar, daß die Triggerung über die Oberflächenrezeptoren die Lysosomenlabilisierung zur Folge hat und Lysosomen stabilisierende Substanzen also eine Hemmwirkung ausüben können.

Literatur

[1] Aleksandrowicz, J., J. Lisiewicz: The cytogenesis of the white blood cells in the light of the neounitarian theory. Acta med. Polon. **11** (1970), 43.

[2] Ambrosius, H.: Heteroplastische Gonadentransplantationen bei Urodelen. Wiss. Zschr. Karl-Marx-Univ. Leipzig. Math.-naturwiss. R. **11** (1962), 57.

[3] Ambrosius, H.: Untersuchungen über die Immunglobuline niederer Wirbeltiere. Allergie Asthma **13** (1967), 111.

[4] Ambrosius, H.: Die Phylogenese der Serumproteine, insbesondere der Immunglobuline. Folia haematol. **93** (1970), 277.

[5] Asamer, H., H. Braunsteiner: Der zytologische Immunglobulinnachweis in lymphatischen Reizzellen. Acta haematol. **42** (1969), 230.

[6] Astaldi, G., J. Lisiewicz: Lymphocytes. Structure, production, functions. Idelson, Neapel 1971.

[7] Azar, H. A., J. Furth: The role of the thymus in lymphopoiesis and leucemogenesis. Meth. Achievm. exp. Path. **1** (1966), 544.

[8] Barandun, S., K. Stampfli, G. A. Spengler, G. Riva: Die Klinik des Antikörpermangelsyndroms. Helv. med. Acta **26** (1959), 163.

[9] Bauchinger, M.: Chromosomenaberrationen und ihre zeitliche Veränderung nach Radium-Röntgentherapie gynäkologischer Tumoren. Strahlentherapie **135** (1968), 553.

[10] Begemann, H., H. Raststetter, U. Frik: Zur Klassifizierung der Lymphozyten. Med. Klin. **58** (1963), 706.

[11] Bender, M. A., P. C. Gooch: Persistent chromosome aberrations in irradiated human subjects. II. Three and one-half year investigation. Radiat. Res. **18** (1963), 389.

[12] Böke, W., B. Dickhues: Passiver Transfer der Tuberkulinempfindlichkeit auf das Auge im Tierversuch. Albrecht Graefes Arch. ophthal. **166** (1964), 494.

[13] BRAUNSTEINER, H.: Funktion der Leukozyten. Internist 3 (1962), 89.
[14] BRUYN, P. P. H.: The motion of the migrating cells in tissue culture of lymph nodes. Anat. Res. 93 (1945), 295.
[15] CASTLEMAN, B.: Tumors of the thymus gland. In: Atlas of tumor pathology 19 (1955), 57. Armed Forces Inst. Pathol., Washington.
[16] CAZAL, P.: L'apparente dualité du système lymphoïde sa signification physiologique dans l'immunité et la tolerance. Presse méd. 74 (1966), 2401.
[17] Cell-Bound-Antibodies: Conference of the National Academy of Science-National Research Council 10. Mai 1963. AMOS, B., H. KAPROWSKI, Philadelphia, Wistar Institute Press, 1963.
[18] CHASE, M. W.: The cellular transfer of cutaneous hypersensitivity to tuberculin. Proc. Soc. exp. Biol. N. Y. 59 (1945), 134.
[19] COURT-BROWN, W. M., K. BUCKTON, A. S. MCLEAN: Quantitative studies of chromosome aberration in man following acute and chronic exposure to x-rays and gamma rays. Lancet 1965/I, 1239.
[20] CRADDOCK, C. G., G. S. NAKAI, H. FUKUTA, L. M. VANSLAGER: Proliferative activity of the lymphatic tissues of rats as studied with tritium-labeled thymidine. J. exp. Med. 120 (1964), 389.
[21] CZERSKI, P.: Cytological observations on lymphocytes grown in vitro and in vivo in diffusions chambers. Symposium: The lymphocyte in immunology and haemopoiesis. Bristol 1966.
[22] DALMASSO, A. P., C. MARTINEZ, K. SJODIN, R. A. GOOD: Studies on the role of the thymus in immunbiology. Reconstitution of immunologic capacity in mice thymectomized at birth. J. exp. Med. 118 (1963), 1089.
[23] DAMESHEK, W.: Immunocytes and immunoblasts — attempt at a functional nomenclature. Blood 21 (1963), 243.
[24] DANIELS, J. C., S. E. RITZMANN, W. C. LEVIN: Lymphocytes: morphological, developmental and functional characteristics in health, disease and experimental study — an analytical review. Texas Rep. Biol. Med. 26 (1968), 5.
[25] DUMONDE, D. C.: The role of the macrophage in delayed hypersensitivity. Brit. med. Bull. 23 (1967), 9.
[26] ELVES, M. W.: The lymphocytes. Lloyd-Luke, London 1966.
[27] FICHTELIUS, K. E.: The life-span and recirculation of lymphocytes. 8. Kongress europ. Ges. Hämatol., Wien 1961.
[28] FICHTELIUS, K. E.: Neuere Untersuchungen zum Verständnis der Lymphozytenfunktion. Schweiz. med. Wschr. 91 (1961), 1181.
[29] FICHTELIUS, K. E., C. SUNDSTRÖM, B. KULLGREEN, J. LINNA: The lympho-epithelial organs of homo sapiens revisited. Acta Path. Microbiol. Scand. 77 (1969), 103.
[30] FISCHER, H.: Erkennung und Immunantwort. In: GROSS R. Immunhämatologie, S. 51 (Schattauer, Stuttgart—New York, 1970).
[31] FISHMAN, M., F. L. ADLER: The role of macrophage-RNA in the immune response. Cold Spring Harbor Symp. quant. Biol. 32 (1967), 343.
[32] FLIEDNER, T. M., M. KESSE, E. P. CRONKITE, J. J. ROBERTSON: Cell proliferation in germinal centers of the rat spleen. Ann. N. Y. Acad. Sci. 113 (1964), 578.
[33] FREI, P. C., B. BENACERRAF, G. J. THORBECKE: Phagocytosis of the antigen. A crucial step in the induction of the primary response. Proc. nat. Acad. Sci. (Wash.) 53 (1965), 20.
[34] GILLISSEN, G.: Immunologische Grundlagen der allergischen Spätreaktion. Klin. Wschr. 43 (1965), 590.

[35] GITLIN, D., J. M. CRAIG: The thymus and other lymphoid tissues in congenital agammaglobulinemia. I. Thymic alymphoplasia and lymphocytic hypoplasia and their relation to infection. Pediatrics **32** (1963), 517.
[36] GITLIN, D., F. S. ROSEN, C. A. JANEWAY: The thymus and other lymphoid tissue in congenital agammaglobulinemia. II. Delayed hypersensitivity and homograft survival in a child with thymic alymphoplasia. Pediatrics **33** (1964), 711.
[37] GLANZMANN, E., P. RINIKER: Essentielle Lymphozytophthise. Ann. paediat. **175** (1950), 1.
[38] GOOD, R. A.: Agammaglobulinaemia: a provocative experiment of nature. Bull. Univ. Minn. Hosp., Minn. Med. Found. **26** (1954), 1.
[39] GOOD, R. A., A. P. DALMASSO, C. MARTINEZ, O. K. ARCHER, J. C. PIERCE, B. W. PAPERMASTER: The role of the thymus in development of immunologic capacity in rabbits and mice. J. exp. Med. **116** (1962), 773.
[40] GOOD, R. A., R. D. A. PETERSEN, J. FINSTAD, A. E. GABRIELSEN: Morphologic studies of the development of the lymphoid tissues. Series haemat. **8** (1965), 1.
[41] GOOD, R. A.: Disorders of the immune system. Ann. Rev. Med. **17** (1966), 234.
[42] GOWANS, J. L., B. M. GESNER, D. D. MCGREGOR: The immunological activity of lymphocytes. In: Biological activity of the leucocyte. CIBA-Symposium. Churchill, London 1961.
[43] GRUNDMANN, E.: Cytologische Untersuchungen über Formen und Orte der Lymphozytenreifung bei der Ratte. Verh. dtsch. path. Ges. **41** (1957), 261.
[44] GRUNDMANN, E.: Der morphologische Nachweis von zwei Lymphozytensystemen beim Menschen. Klin. Wschr. **37** (1959), 941.
[45] GRUNDMANN, E.: Über die Untersuchungen von zwei Lymphozytentypen im Phasenkontrastmikroskop. Virchow's Arch. **332** (1959), 17.
[46] GRUNDMANN, E.: Neuere Befunde über Entstehung und Bedeutung der Lymphozyten. Dtsch. med. Wschr. **85** (1960), 741.
[47] GRUNDMANN, E.: Zur Morphologie der Lymphozyten. Schweiz. med. Wschr. **40** (1961), 1186.
[48] GÜNTHER, O.: Der Thymus als primäres Immunitätsorgan. Dtsch. med. Wschr. **89** (1964), 987.
[49] GÜNTHER, O.: Die thymoiden Organe des Immunitätssystems. Dtsch. med. Wschr. **91** (1966), 87.
[50] HALL, J. G., B. MORRIS, G. D. MORENO, M. C. BESSIS: The ultrastructure and function of the cells in lymph following antigenic stimulation. J. exp. Med. **125** (1967), 91.
[51] HAMMER, D.: Evolution des Immunapparates. Klin. Wschr. **47** (1969), 1026.
[52] HEINE, H., K. HEINE, H. SCHMIDT: Untersuchungen über die „Normänderungen" des weißen Blutbildes. Acta biol. med. germ. **5** (1960), 1.
[53] HEINE, K. M., H. STOBBE, R. KLATT, J. SAHI, H. HERRMANN, J. KUPKE: Funktionsstörungen der Lymphozyten im Alter. Zschr. Alternsforsch. **24** (1971), 23.
[54] HELLER, A.: Cytochemische Befunde bei Panmyelopathien. Internist **12** (1971), 161.
[55] HIRSCHHORN, R., K. HIRSCHHORN, G. WEISSMANN: Appearance of hydrolase rich granules in human lymphocytes induced by phytohaemagglutinin and antigens. Blood **30** (1967), 84.
[56] HITZIG, W. H., H. WILLI: Hereditäre lymphoplasmocytäre Dysgenesie (Alymphocytose mit Agammaglobulinämie). Schweiz. med. Wschr. **91** (1961), 1625.
[57] HITZIG, W. H., H. E. M. KAY, H. COTTIER: Familial lymphopenia with agammaglobulinemia. Lancet **1965/II**, 151.

[58] Huhn, D.: Über das Ergastoplasma von Lymphozyten des peripheren Blutes. Dtsch. med. Wschr. 93 (1968), 355.
[59] Jorke, D.: Die Lymphoidzellen. Akademieverlag, Berlin, 1963.
[60] Kay, H. E. M.: Foetal haemopoetic cells. Are they tolerant? Colloque du C.N.R.S. sur la greffe de cellules hématopoiétiques allogéniques. Paris, 1965.
[61] Keiser, G., H. Cottier, B. J. Bryant, V. P. Bond: Ein Beitrag zur umstrittenen hämatopoetischen Stammzellfunktion der lymphoiden Zellen des Blutes. Schweiz. med. Wschr. 95 (1965), 1421.
[62] Keiser, G.: Die lymphoiden Zellen des Knochenmarkes. Proliferation, Herkunft und Funktion. Habilitationsschrift, Zürich, 1965.
[63] Keuning, F. J.: Die immunologische Funktion des lymphatischen Systems. Organorama 3 (1967), 9.
[64] Klima, R.: Grundlagen für eine Neuordnung der Hämatologie zellulärer Reaktionen im lymphatischen Apparat. Wien. Zschr. inn. Med. 33 (1952), 125.
[65] Kopsch, F.: Lehrbuch und Atlas der Anatomie des Menschen. Band II, Thieme, Leipzig, 1951.
[66] Landsteiner, K., M. W. Chase: Experiments on transfer of cutaneous sensitivity to simple compounds. Proc. Soc. exp. Biol. N. Y. 49 (1942), 688.
[67] Lawrence, H. S.: The cellular transfer of cutaneous hypersensitivity to tuberculin in men. Proc. Soc. exp. Biol. N. Y. 71 (1949), 516.
[68] Lawrence, H. S.: The transfer in human of delayed skin sensitivity to streptococcal M substance and to tuberculin. J. clin. Invest. 34 (1955), 219.
[69] Lennert, K.: Bildung und Differenzierung der Blutzellen, insbesondere der Lymphozyten. Verh. dtsch. Ges. Path. 50 (1966), 163.
[70] Letterer, E.: Grundsätzliche Möglichkeiten zellulärer und geweblicher Reaktionen bei Allergie. Dtsch. med. Wschr. 94 (1969), 442.
[71] Lindahl-Kiessling, K., Böök, J. A.: Effects of phytohaemagglutinin on leucocytes. Lancet 1964/II, 591.
[72] Ling, N. R.: Lymphocyte stimulation. North Holland Publishing Co., Amsterdam, 1968.
[73] Löffler, H.: Thymus und Immunität. Schweiz. med. Wschr. 95 (1965), 1415.
[74] Luotit, J. F.: Lymphocytes. Brit. J. Radiol. 36 (1963), 785.
[75] Lyon, E.: Die Beziehungen der Viruskrankheiten zum lymphatischen System. Med. Klin. 40 (1965), 1601.
[76] Maximow, A.: Der Lymphozyt als gemeinsame Stammzelle der verschiedenen Blutelemente in der embryonalen Entwicklung und dem postfetalen Leben der Säugetiere. Folia haematol. (Lpz.) 8 (1909), 124.
[77] McFarland, W., D. H. Heiman: Lymphocyte foot appendage: Its role in lymphocyte function and in immunological reactions. Nature (Lond.) 205 (1965), 887.
[78] McFarland, W.: Microspikes on the lymphocyte uropod. Science 163 (1969), 818.
[79] Medawar, P. B.: The behavior and fate of skin autografts in rabbits. J. Anat. (Lond.) 78 (1944), 176.
[80] Metcalf, D.: The thymic lymphocytosis-stimulating factor. Ann. N. Y. Acad. Sci. 73 (1958), 113.
[81] Metcalf, D., M. Brumby: The role of the thymus in the ontogeny of the immune system. J. cell. Physiol. 67 (1966), 149.
[82] Metcalf, D.: The thymus. Springer, Berlin—Heidelberg—New York, 1966.
[83] Michaelis, L., A. Wolff: Über Granula in Lymphozyten. Virchows Arch. path. Anat. 167 (1902), 151.

[84] MITCHELL, M. S., P. CALABRESI: Studies on the role of the lymphocyte in the immune response. Yale J. Biol. Med. **36** (1964), 421.

[85] MILLER, J. F. A. P.: Effect of neonatal thymectomy on the immunological responsivenes of the mouse. Proc. roy. Soc. Med. **156** (1962), 415.

[86] MILLER, J. F. A. P.: Role of the thymus in immunity. Brit. med. J. **2** (1963), 459.

[87] MILLER, J. F. A. P., P. DUKOR: Die Biologie des Thymus nach dem heutigen Stande der Forschung. Akademische Verlagsgesellschaft, Frankfurt/M. 1964.

[88] MILLER, J. F. A. P.: Influence of the thymus in the development of the immune system. Series haematol. 8 (1965), 41.

[89] MILLER, J. F. A. P.: Lymphoid cells and the thymus. V. C. N. Blight, Government Printer, Sydney 1966.

[90] NORMAN, A., M. S. SASAKI, R. E. OTTOMAN, A. G. FINGERHUT: Lymphocyte lifetime in women. Science **147** (1965), 745.

[91] NOWELL, P. C.: The lymphocyte: A brief summary. Federat. Proc. **25** (1966), 1739.

[92] OEHME, J.: The in vitro transformation of lymphocytes of premature and mature infants. In: Current problems in immunology: WESTPHAL, O., H. E. BOCK, E. GRUNDMANN, Springer, Berlin—Heidelberg—New York, 1969.

[93] OSGOOD, E. E.: Number and distribution of human hemic cells. Blood **2** (1954), 1141.

[94] OSOBA, D.: Thymic control of cellular differentiation in the immunological system. Proc. Soc. exp. Biol. Med. **127** (1968), 418.

[95] PETERSON, R. D. A., M. D. COOPER, R. A. GOOD: The pathogenesis of immunologic deficiency diseases. Am. J. Med. **38** (1965), 579.

[96] ROBINSON, S. H., G. BRECHER, J. S. LOURIE, J. E. HALEY: Leucocyte labeling in rats during and after continuous infusion of tritiated thymidine: Implications for lymphocyte longevity and DNA reutilization. Blood **26** (1965), 281.

[97] RUSSEL, R. S., H. J. WINN: Transplantation New. Engl. J. Med. **282** (1970), 786.

[98] SAHI, J., H. STOBBE, R. KLATT, K. HEINE, E. HOFER: Die Azurgranulation der Lymphozyten. Folia haematol. **95** (1971), 372.

[99] SAILLEN, R., E. JEQUIER, A. VANNOTTI: Porphyrin synthesis by the phytohemagglutinin transformed lymphocytes in vitro. J. reticuloendothelial Soc. **6** (1969), 175.

[100] SCHALLER, J., S. D. DAVIS, R. J. WEDGWOOD: Failure of development of the thymus; lymphopenia and hypogammaglobulinemia. Amer. J. Med. **41** (1966), 462.

[101] SCOTHORNE, R. J., Y. A. McGREGOR: Cellular changes in lymph nodes and spleen following skin homografting in the rabbit. J. Anat. (Lond.) **89** (1955), 283.

[102] SIROTININ, N. N.: Zur Evolution der Resistenz des Organismus. In: Voprosi immunologii, Verlag Sdorowia, Kiew 1965.

[103] SMETANA, K.: A further contribution to the question of the incidence of nucleoli in the nuclei of mature lymphocytes in man. Folia biol. (Praha) **10** (1961), 268.

[104] SMITHIES, O.: Mutation and selection in the immune system. In: Regulation of the antibody response. Cinader, Thomas, Springfield/III., 1968, S. 363.

[105] SPECTOR, W. G.: Histology of allergic inflamation. Brit. med. Bull. **23** (1967), 35.

[106] STOCKINGER, L., KELLNER, G.: Der Lymphozytennukleolus. Wien. Zschr. inn. Med. **33** (1952), 135.

[107] STORB, R., R. B. EPSTEIN, E. D. THOMAS: Marrow repopulating ability of peripheral blood cells compared to thoracic duct cells. Blood **32** (1968), 662.

[108] TING, R. G., L. W. LAW: Thymic function and carcinogenesis. Progr. exp. Tumor. Res. **9** (1967), 165.

[109] TOBLER, R., COTTIER, H.: Familiäre Lymphopenie mit Agammaglobulinämie und schwerer Moniliasis. Helv. paediat. Acta **13** (1958), 313.

[110] TREPEL, F., R. WAUBKE, H. BEGEMANN: Phagozytose durch Lymphozyten. Klin. Wschr. **44** (1966), 256.

[111] TREPEL, F.: Zur Kinetik der mononukleären Blutzellen. Symp. Ges. Histochemie, Hamburg 1968.

[112] TURK, J. L.: Die Immunreaktion vom verzögerten Typ und ihre Bedeutung in der Medizin. Triangel **7** (1967), 275.

[113] VIETS, H. R., R. S. SCHWAB: Thymectomy for myasthenia gravis. CHARLES, C., Thomas, Springfield/Ill. 1960.

[114] WAKSMAN, B. H., MATOLTSKY, M.: Quantitative study of local passive transfer of tuberculin sensitivity with peritoneal exsudate cells in guinea pig. J. Immunol. **81** (1958),

[115] WAKSMAN, B. H.: The immunological activities of lymphocytes. Progr. Allergy **9** (1965), 6.

[116] WESSLEN, T.: Passive transfer of tuberculin hypersensitivity by viable lymphocytes from thoracic duct. Acta tuberc. Scand. **26** (1952), 38.

[117] YOFFEY, J. M.: The lymphocyte. Annu. Rev. Med. **15** (1964), 125.

2
MÖGLICHKEITEN DER FUNKTIONSPRÜFUNG DES LYMPHATISCHEN SYSTEMS

Die Prüfung der zellgebundenen Immunreaktionen ist schwieriger und schlechter quantitativ durchzuführen als die der immunologischen Sofortreaktion, welche sich durch die Bestimmung der humoralen Antikörper gut messen läßt. Es besteht eine Diskrepanz zwischen dem wachsenden Interesse der Klinik und Forschung an der zellgebundenen Immunitätsreaktion und den beschränkten methodischen Möglichkeiten einer exakten Erfassung insbesondere am Menschen. Dennoch gibt es bereits eine Anzahl brauchbarer Methoden, die allerdings vorwiegend auf qualitativen Veränderungen basieren. Diese Veränderungen möglichst quantitativ zu erfassen, ist Ziel der Bemühungen um eine bessere Bestimmung der zellgebundenen Immunität.
Grundsätzlich unterscheidet man in vitro- und in vivo- Methoden. Zu den in vitro-Methoden gehören die Auslösung einer Lymphozytenproliferation oder einer Reaktion von Lymphozyten auf bestimmte Zielzellen und der Nachweis von Lymphozytenfaktoren, welche während der Immunantwort von den Lymphozyten abgesondert werden, wie z. B. der Makrophagenhemmfaktor und Interferon. Zu den in vivo-Methoden gehören die verschiedenen Hautteste. Im folgenden sollen die methodischen Möglichkeiten kurz besprochen werden.

2.1. In vitro Methoden zur Funktionsprüfung der Lymphozyten

2.1.1. Lymphozytentransformationstest

Der Lymphozytentransformationstest basiert auf dem Nachweis der Veränderungen an Lymphozyten in der Folge einer Stimulierung mit unspezifischen Mitogenen oder spezifischen Antigenen in vitro. Lymphozyten aus dem peripheren Blut, der Lymphe oder aus lymphatischen Organen werden in einem synthetischen Zellzüchtungsmedium [50, 51] unter Zusatz von 20% humanen oder tierischen Serums bei 37 °C inkubiert. Den Kulturen wird je nach Fragestellung ein Antigen oder unspezifisches Mitogen zugesetzt (Abb. 2.1.). Bezüglich methodischer Einzelheiten der Lymphozytenkultur verweisen wir auf ausführliche Darstellungen von Fischer [63, 65, 66], Heine [93] und Ling [125, 126]. Bei der Auswertung können morphologische Kriterien der Blastenentwicklung (Bestimmung der Transformationsquote) oder das Auftreten von Mitosen (Bestimmung des Mitose-

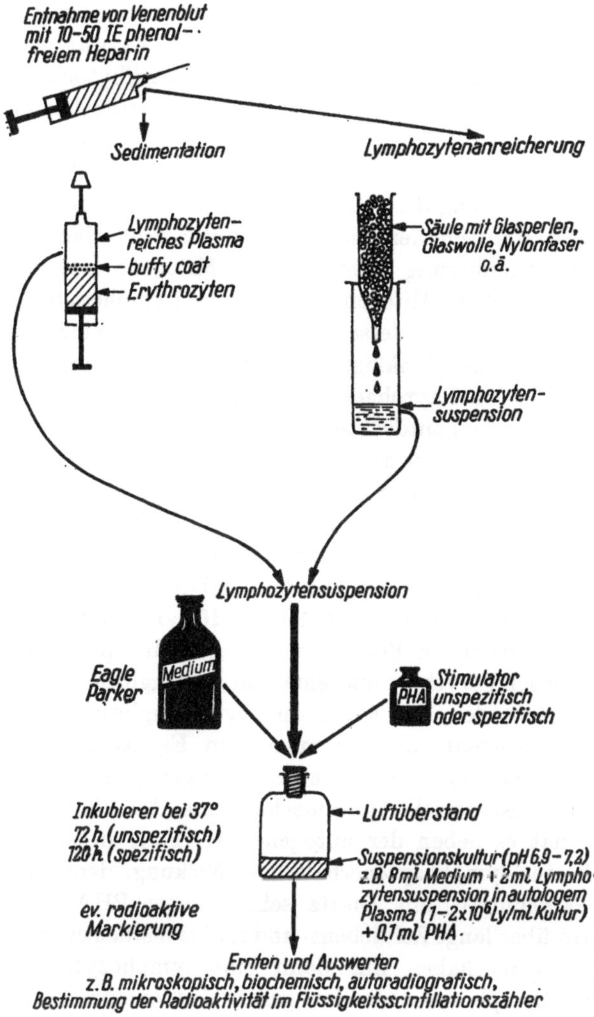

Abb. 2.1.
Lymphozytentransformationstest

Index) als Maß herangezogen werden. Die Zählung und Differenzierung der Zellkerne nach ihrer Größe im elektronischen Teilchenzähler erlauben eine quantitative Auswertung der Lymphozytenkulturen, da sich die transformierten Lymphozyten durch ihre Kerngröße deutlich von den nichttransformierten unterscheiden [175]. Von besonderem Aussagewert sind Messungen der Nukleinsäuresynthese entweder durch Bestimmung der Radioaktivität nach Zufuhr markierter DNS- oder RNS-Präkursoren (H^3Thymidin, H^3Cytidin, H^3Uridin) im Flüssigkeitsscintillationszähler oder durch biochemische Bestimmung der Schlüsselenzyme der DNS-Synthese (Thymidinkinase und DNS-Polymerase) [193]. Auch der autoradiographische Nachweis des Einbaus markierter DNS- und RNS-Präkursoren und Auszählung der Körnchendichte ist möglich [194].

Die Kultivierung von Lymphozyten aus dem peripheren Blut wurde erstmals 1958 von NOWELL und Mitarbeitern [142] beschrieben. Es war eine zufällige Entdeckung, daß nach Separierung der Erythrozyten mit Phytohaemagglutinin gehäuft Mitosen in normalen menschlichen Leukozyten auftreten. Es konnte später nachgewiesen werden, daß unter den Leukozyten nur die Lymphozyten diese Umwandlungsfähigkeit und Teilungsfähigkeit besitzen. Nach der Entdeckung der mitogenen Wirkung des PHA [142, 143] wurden zahlreiche weitere Stoffe auf ihren lymphozytenstimulierenden Effekt untersucht. Man unterscheidet bei der Lymphozytenstimulierung unspezifische Mitogene von spezifischen Antigenen. Die unspezifischen Mitogene vermögen Lymphozyten eines beliebigen Spenders unabhängig von dessen Sensibilisierung in einem sehr hohen und für alle Spender etwa gleichmäßigen Prozentsatz zu stimulieren. Hauptvertreter dieser Gruppe ist ein Phytohaemagglutinin aus dem Samen von Phaseolus vulgaris (PHA). Inzwischen entdeckte man ein ähnlich wirksames Prinzip in Phytolacca americana, im Englischen als pokeweed mitogen (PWM) bezeichnet [20, 31, 35, 40, 61]. Auch die Wirkungsweise von Streptolysin S [99, 183] sowie Staphylokokkenfiltrat (Staphylococcus aureus) [125] und $HgCl_2$ [167] ist unspezifisch.
Zahlreiche Untersuchungen wurden zur Aufklärung der PHA-Stimulierung durchgeführt und eine Auftrennung des Stoffes mit dem Ziel der Isolierung der lymphozytenwirksamen Komponente versucht [21, 30, 54, 103, 118, 126, 139, 141, 156, 168, 170]. PHA besteht aus einem Protein- und einem Mucopolysaccharidanteil und enthält eine vorwiegend erythro- und eine rein leukagglutinierende Fraktion [192]. Es konnte geklärt werden, daß weder die erythroagglutinierende noch die leukagglutinierende Eigenschaft mit der mitogenen Eigenschaft identisch ist [32], diese jedoch an die leukagglutinierende Fraktion gekoppelt ist [168].
Trotz aller Bemühungen ist der Wirkungsmechanismus des PHA letztlich noch ungeklärt. Offenbar hat es neben der mitogenen Wirkung in unterschwelliger Konzentration auch eine lymphozytenerhaltende Wirkung, denn NASPITZ und RICHTER [138] ist es gelungen, mit Zusatz sehr geringer PHA Mengen kleine Lymphozyten in vitro über lange Zeit lebens- und funktionstüchtig zu erhalten.
Alle spezifischen Antigene haben nur dann eine lymphozytenstimulierende Wirkung, wenn der Lymphozytenspender gegen das entsprechende Antigen sensibilisiert ist.
Als spezifische Antigene, die eine Lymphozytenstimulierung in vitro bewirken können, wurden sehr zahlreiche sowohl bakterielle als auch virale und chemische Stoffe beschrieben. Die bekanntesten hiervon sind: Streptolysin O (SLO) [43, 90, 91, 92, 119 125]; Tuberkulin (PPD) [7, 90, 91, 92, 97, 125, 130, 148 196]; Pertussis Vaccine [53, 98]; Diphtherietoxoid [52, 53, 97, 98]; Tetanustoxoid [52, 53]; Typhus- und Paratyphus Vaccine [53, 157]; Pockenvaccine [125]; Poliomyelitis-Antigen [128]; Penicillin [38, 75, 86, 87, 94, 98, 160]; Tetracyclin [160]; Nickel [84, 195]; Chrom [84]; Formalin [195]; Pollen [128, 146]; Pilzantigene [79, 115] und Treponema pallida-Antigen [95]. Eine Lymphozytenstimulierung ist auch durch Antikörper gegen Immunglobuline [1, 144] sowie durch Antilymphozytenserum (ALS) [126] möglich.

Zur Lymphozytenstimulierung durch spezifische Antigene gehört auch die Stimulierung durch anisogenetische Lymphozyten (Lymphozytenmischreaktion), die als Histokompatibilitätstest Anwendung findet [9, 11, 18, 19, 57, 63, 65, 114, 126, 137]. Hierbei sind die Lymphozyten gleichzeitig Träger des Antigens (Transplantationsantigene) und Effektorzelle. Bei der Lymphozytenmischreaktion handelt es sich im Gegensatz zu den sekundären Reaktionen auf die oben beschriebenen spezifischen Antigene um eine immunologische Erstreaktion.
Charakteristisch für die spezifischen Antigene ist ein gegenüber den unspezifischen Mitogenen verzögerter Wirkungseintritt. Die Blastentransformation erreicht nach PHA-Stimulierung am 3. bis 4. Tag ihr Maximum, während sie bei Zusatz spezifischer Antigene erst nach 5—7 Tagen ihren Höhepunkt hat. Ein nicht nur zeitlicher Unterschied besteht auch in der RNS-Synthese. COOPER und RUBIN [43] beobachteten nach PHA-Gabe die Bildung von vorwiegend nicht-ribosomaler RNS, wogegen bei SLO-Stimulierung hauptsächlich ribosomale RNS synthetisiert werden soll.
Unter Einwirkung von PHA oder von spezifischen Antigenen, gegen welche die Lymphozyten sensibilisiert sind, kommt es in der Lymphozytenkultur gesetzmäßig zu folgenden Umwandlungsvorgängen [176]:

1. Die kleinen Lymphozyten nehmen an Größe zu. Dabei wird ihr Zytoplasma zunehmend basophil und der Zellkern zeigt eine lockere Chromatinstruktur. Häufig sieht man eine perinukleäre Aufhellungszone im Zytoplasma, die dem Golgifeld entspricht. Das Zytoplasma ist oft unregelmäßig begrenzt.

2. Die Nukleolen, die vor der Stimulierung in der Mehrzahl der Lymphozyten solitär vorkommen, vergrößern sich und es finden sich meist mehrere Kernkörperchen in einer Zelle (Abb. 2.2.). Die großen Nukleolen lassen die Zellen den HODGKIN-Zellen sehr ähnlich erscheinen [177]. PÖSSNEROVA und SMETANA [150] fanden nach PHA-Stimulierung eine gleichmäßige Verteilung der basophilen Substanzen im Nukleolus, während die Nukleolen unstimulierter Lymphozyten eine zentrale Aufhellung aufweisen. Sie bringen diese Strukturveränderung mit der RNS-Synthese in den stimulierten Lymphozyten in Zusammenhang.

3. Im Zytoplasma treten häufig bei der Pappenheimfärbung als klare Vakuolen erscheinende, bei der Phasenkontrastbeobachtung jedoch als phasenpositive Kügelchen erkennbare Granula, sogenannte „Glanzkörner" auf (Abb. 2.3., 2.4.).

4. Schon nach 48 h Züchtungsdauer sieht man bei PHA-Stimulierung die ersten Mitosen. Der Mitoseindex erreicht sein Maximum nach 3—4 Tagen, aber auch nach 8tägiger Züchtung findet man noch einzelne sich teilende Zellen (Abb. 2.4.).

5. Bei längerer Züchtungsdauer werden die Zellen wieder lymphozytenähnlicher. Sie werden insgesamt kleiner, der Kern dichter, die Nukleolen kleiner und häufig solitär. Die Meinung über die entstehenden Tochterzellen ist in der Literatur geteilt. Während einige Autoren annehmen, daß die Blasten wieder zu typischen Lymphozyten reifen [42, 47, 109], halten andere diese Entwicklung für ungewiß [58]. Die Schwierigkeit beruht darauf, daß die Lymphozyten in vitro nur über

einige Generationen beobachtet werden können, da es später zum Absterben der Zellen in der Kultur kommt. Wir selbst konnten eine Wiederausbildung ganz typischer Lymphozyten mit ihrer balkigen Kernstruktur während einer Kultivierung über 10 Tage nicht beobachten.

6. Bei der Lebendbeobachtung im Phasenkontrastmikroskop zeigen die transformierten Lymphozyten eine aktive Beweglichkeit mit Pseudopodienbildung (Abb. 1.2.). McFarland [133, 134] beobachtete darüber hinaus die Ausbildung

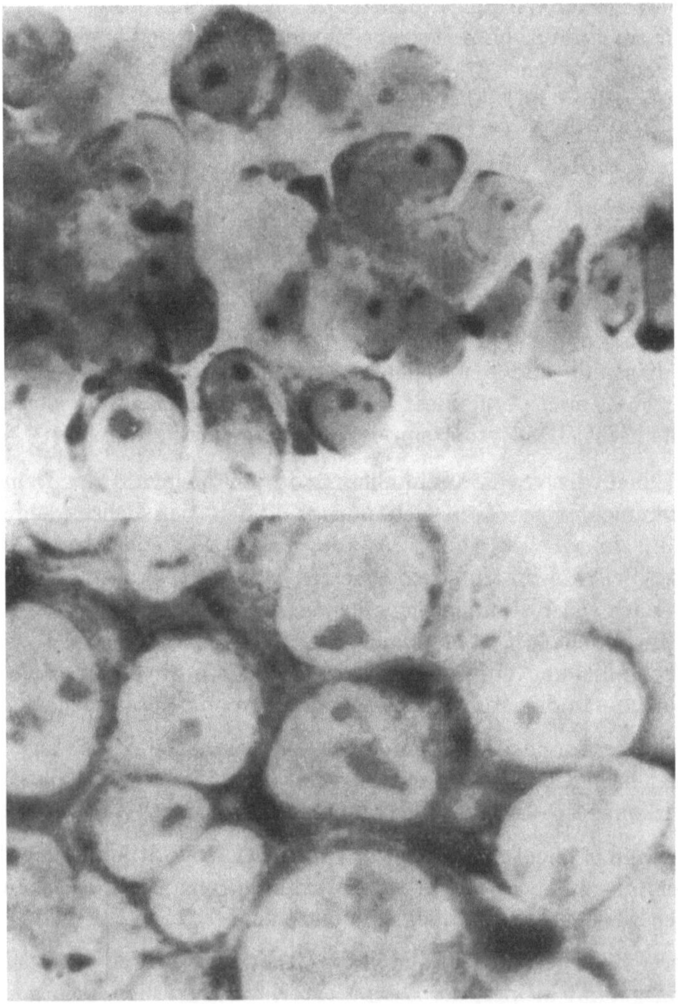

Abb. 2.2. Lymphozytenkultur eines gesunden Probanden, PHA-Stimulierung Nukleolenfärbung mit Toluidinblau. Die Abb. zeigen die stimulierten Lymphozyten nach 24 h und 48 h Züchtungsdauer. Man sieht die Größenzunahme der Zellkerne und der Nukleolen

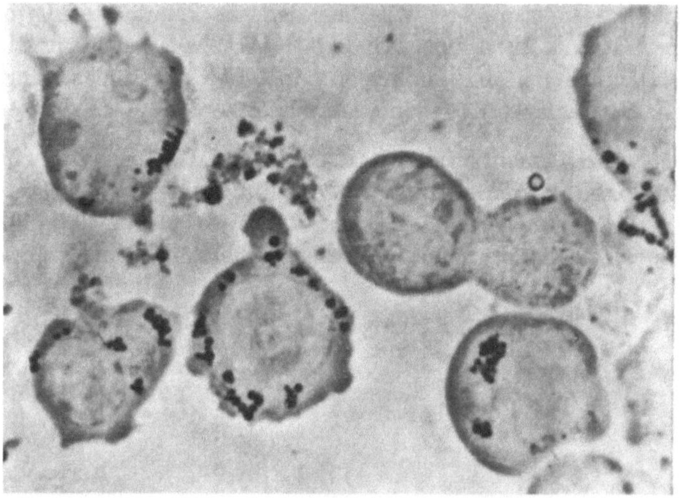

Abb. 2.3. Lymphozytenkultur eines gesunden Probanden, PHA-Stimulierung, 72 h Züchtungsdauer, Nativpräparat (Phasenkontrastoptik). Man sieht 5 transformierte Lymphozyten, die durch große Nukleolen und zahlreiche „Glanzkörner" im Zytoplasma gekennzeichnet sind

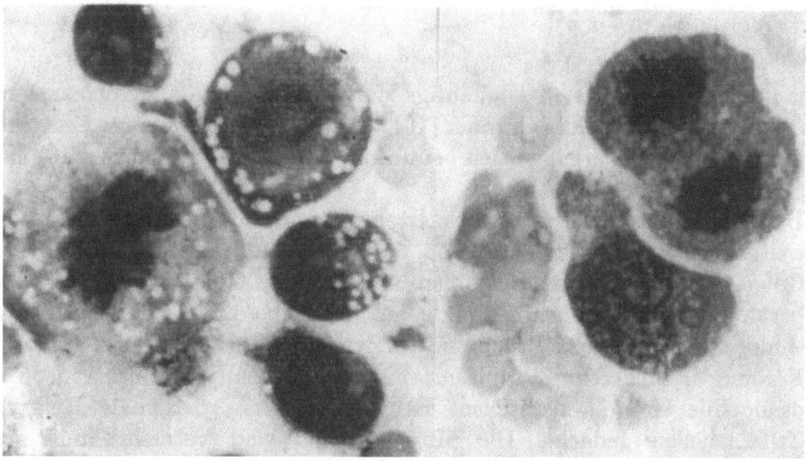

Abb. 2.4. Lymphozytenkultur eines gesunden Probanden, PHA-Stimulierung, 72 h Züchtungsdauer, PAPPENHEIM-Färbung.
Transformierte Lymphozyten, davon zwei in Mitose. Das Zytoplasma weist z. T. zahlreiche Vakuolen auf, die den „Glanzkörnern" im Nativpräparat entsprechen

eines konstanten Zytoplasmafortsatzes, mit dem die stimulierten Lymphozyten Kontakt zu anderen Zellen, insbesondere Makrophagen und unstimulierten Lymphozyten aufnehmen. Er nimmt an, daß dieser Zytoplasmafortsatz zur Aufnahme und Weitergabe antigenen Materials dienen kann.

Nicht selten werden mehrkernige transformierte Lymphozyten beobachtet [127, 158]. Wir haben wiederholt polyploide Zellen in unseren Kulturen gesehen. Meist waren es Blasten mit einem, seltener mit zwei Kernen. Vielkernige lymphoblastische Riesenzellen waren eine Seltenheit (Abb. 2.5.). Eine stärkere Kern-

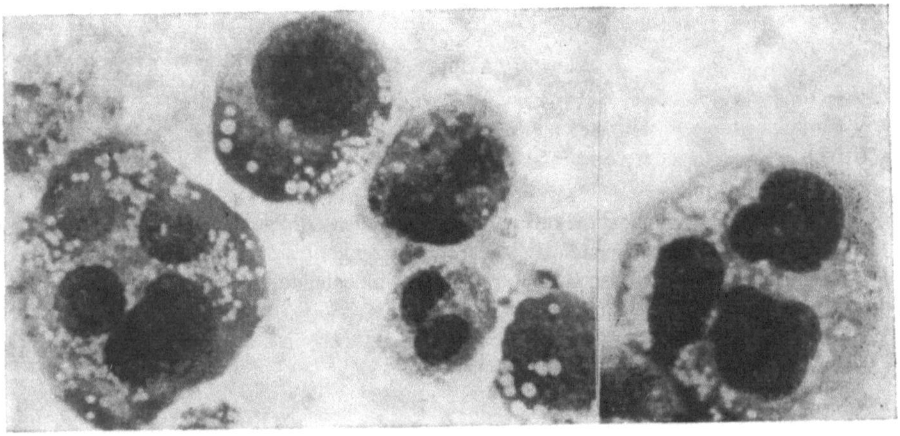

Abb. 2.5. Mehrkernige polyploide transformierte Lymphozyten in der Lymphozytenkultur nach Stimulierung mit PHA

lappung in den Blasten ist häufig. Manchmal zeigt das Zytoplasma mehr oder minder feine azurophile Granula [164] (Abb. 2.5.). Hinweise für eine Phagozytose durch die Blasten ergaben sich bei uns im Gegensatz zu Czerski [46] und Moore [136] nur sehr selten.
Die Feinstruktur der transformierten Lymphozyten konnte elektronenoptisch weitgehend geklärt werden [52, 55, 56, 58, 106, 123, 126, 132, 136, 181, 182]. Der Golgi-Apparat ist meist vergrößert und entspricht der lichtmikroskopisch sichtbaren perinukleären Aufhellungszone. Die Ribosomen sind deutlich vermehrt, wodurch sich die starke Basophilie des Zytoplasma erklärt. Die in der Pappenheim-Färbung sichtbaren Zytoplasmavakuolen ließen sich elektronenoptisch als osmiophile Granula darstellen. Es wird an eine lysosomale Herkunft dieser Zellorganellen gedacht. Die Mitochondrien sind vermehrt und vergrößert. Typische Ergastoplasmastrukturen konnten in den transformierten Lymphozyten von den meisten Untersuchern nicht nachgewiesen werden, sondern lediglich ein mehr oder minder ausgeprägtes endoplasmatisches Retikulum.
Einen Einblick in die Wachstums- und Stoffwechselvorgänge während der

Transformation gewähren zytochemische Untersuchungen und Isotopenmarkierungsversuche.
Lymphozyten zeigen vor der Transformation eine sehr schwache saure Phosphatase- und Esterase-Aktivität. PAS positive Granula kommen bei Gesunden nur in einzelnen Lymphozyten vor. Fette oder Lipoide sind in Lymphozyten nicht nachweisbar [64].
Die in den transformierten Zellen enthaltenen „Zytoplasmavakuolen" bzw. osmiophilen Granula weisen zum Teil eine mit Sudan-Schwarz B anfärbbare Außenschicht auf. Eine durchgehende Anfärbbarkeit dieser Granula konnten wir nicht beobachten. Nach ELVES [58] enthalten sie jedoch auch im Inneren Neutralfette, die sich mit Fettrot darstellen lassen. Es besteht eine Fluorochromierbarkeit mit Euchrysin, einem Farbstoff mit starker Lysosomenaffinität. Dies macht ihre lysosomale Natur wahrscheinlich [4].
Die saure Phosphatase-Aktivität nimmt während der Transformation stark zu. Es finden sich zahlreiche saure Phosphatase-Granula in den transformierten Zellen. Diese scheinen nach ihrer Lokalisation und Verteilung mit den oben besprochenen osmiophilen Granula identisch zu sein [58, 64, 81, 101, 102].
Der Glykogengehalt, faßbar mit der PAS-Reaktion, zeigt eine typische Veränderung während des Transformationsvorganges [80, 152, 153, 154]. Die zunächst PAS-negativen Lymphozyten werden nach der Stimulierung deutlich PAS-positiv. Die PAS-positiven Substanzen liegen im Zytoplasma in feingranulärer bis grobscholliger Form vor. Diese Tatsache weist darauf hin, daß der kleine Lymphozyt nach der Stimulierung Glykogen akkumuliert. Wahrscheinlich dient das Glykogen als eine Energiequelle während der Transformation [42, 58]. Die Energiegewinnung durch Glykolyse erklärt, daß eine Lymphozytentransformation auch unter Sauerstoffabschluß möglich ist. Nach ELVES [58] kommt es nach vollendeter Transformation wieder zu einer eindrucksvollen Abnahme des Glykogens. Er interpretiert dies als Aufbrauch durch den Transformationsprozeß. Wir sahen dagegen noch am 4., 5. und 6. Tag in den transformierten Zellen z. T. reichlich PAS-positive Substanzen. Wir halten es für möglich, daß eine unterschiedliche O_2-Zufuhr Ursache für die Diskrepanz der Befunde ist.
Isotopenuntersuchungen mit markierten DNS-Präkursoren (H^3Thymidin) und markierten RNS-Präkursoren (H^3Cytidin und H^3Uridin) ergaben eine ausgeprägte RNS- und weniger starke, später einsetzende DNS-Synthese in den transformierten Lymphozyten [24, 64, 66, 69, 159, 188]. Die RNS-Synthese setzt schon wenige Stunden nach der Stimulierung ein. Sie erfolgt im Zellkern und die gebildete RNS wird später in das Zytoplasma abgegeben [69, 155]. Interessant sind die Untersuchungen von COOPER und RUBIN [44], die zeigten, daß die RNS-Neubildung erst nach einer kurzfristigen deutlichen Abnahme der in der Zelle vorhandenen RNS in Gang kommt. Es werden hier mögliche Zusammenhänge mit der initialen Lysosomenauflösung, wie sie von ALLISON [4] beobachtet wurde, gesehen. Nach ALLISON beginnt die Lymphozytentransformation mit einer Phase erhöhter Lysosomenpermeabilität und Lysosomenauflösung. Hierdurch werden lysosomale Enzyme frei, die den initialen RNS-Abbau bewirken. Es wird angenommen, daß

dieser Abbau eine Voraussetzung für den Aufbau neuer Transfer- und spezifischer Messenger-RNS ist [100]. Die DNS-Synthese setzt zeitlich später, etwa am zweiten Züchtungstage ein. Es scheinen also nur die bereits transformierten Lymphozyten zur DNS-Synthese befähigt zu sein.
Einen Überblick über den zeitlichen Ablauf der DNS- und RNS-Synthese sowie über den Glykogengehalt und die saure Phosphatase- und Dehydrogenaseaktivität während der Transformation gibt die Abbildung 2.6.

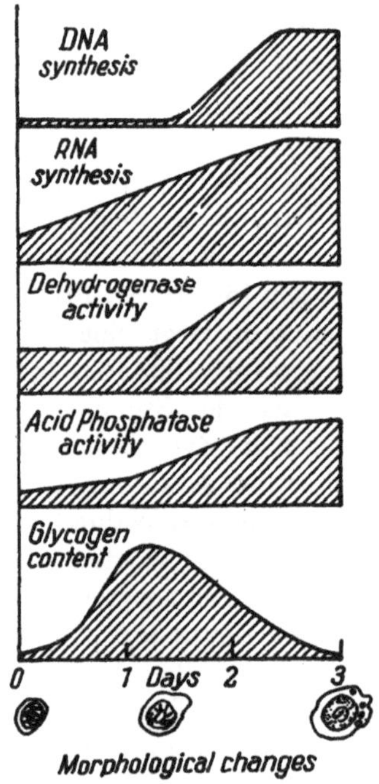

Abb. 2.6. Das Verhalten der DNS- und RNS-Synthese, der Dehydrogenasen, der sauren Phosphatase und des Glykogens während des Transformationsprozesses von Lymphozyten nach Stimulierung mit PHA (nach Elves [58])

Eine Immunglobulinbildung durch die transformierten Zellen gilt heute als gesichert [8, 10, 52, 56, 60, 70, 71, 72, 76, 78, 85, 89, 105, 120, 145, 163, 169, 171, 179]. Es ist wahrscheinlich, daß es sich bei den gebildeten Immunglobulinen vorwiegend um zellständige Antikörper handelt.
Von besonderem Interesse ist die Frage, in welcher Beziehung die in vitro transformierten Lymphozyten zu den in vivo auftretenden lymphozytären Reaktionsformen nach Klima [117] bzw. den Lymphoidzellen nach Jorke [111] stehen. Zytomorphologisch besteht eine weitgehende Ähnlichkeit zwischen den Blasten in der Lymphozytenkultur und den Zellen im peripheren Blut und Lymphknoten bei einer lymphatischen Reaktion, wie z. B. bei der infektiösen Mononukleose [166]. Lymphoidzellen der infektiösen Mononukleose sind auch insofern mit Frühformen der in vitro transformierten Lymphozyten vergleichbar, als sie in der Kultur ohne eine weitere Stimulierung den Umwandlungsprozeß zum

typischen Blasten fortsetzen [149]. Die Isomorphie und die Entstehung unter gleichen Bedingungen, nämlich auf einen immunologischen Reiz hin, spricht für die Identität beider Zellarten in vivo und in vitro [27].

2.1.2. Migrationshemmtest

Gegen ein Antigen sensibilisierte Lymphozyten produzieren bei Kontakt mit dem entsprechenden Antigen einen Faktor, welcher in der Kultur an das Medium abgegeben wird. Dieser Faktor hemmt die Wanderung von Makrophagen und wird als Migrationshemmfaktor (MHF) bezeichnet [26]. Die chemische Natur des MHF ist noch nicht geklärt. Wahrscheinlich ist es ein Protein von niedrigem Molekulargewicht [29, 49]. Die Bedeutung des MHF in vivo ist ebenfalls noch unklar. Man nimmt an, daß der MHF die Makrophagen zu verstärkter Protein- und Enzymsynthese stimuliert und sie so besser zur Antigenabwehr befähigt [150]. Der Nachweis des MHF dient als ein Funktionsmerkmal der Lymphozyten [48] und erfolgt im sogenannten Migrationshemmtest.
Der Migrationshemmtest wurde 1962 von George und Vaughan [74] am Meerschweinchen beschrieben. Die Makrophagen wurden aus Peritonealexsudaten gewonnen. Die Anwendung am Menschen bringt gewisse Schwierigkeiten bei der Gewinnung einer migrierenden Zellpopulation, d. h. einer Zellsuspension die mindestens 60% Makrophagen enthalten soll. Thor [185, 186, 187] benutzte menschliche Lymphknotenzellsuspensionen nach 72 h Inkubation in vitro. Er fand nach 72 h Kulturdauer etwa 50% der Zellen als phagozytierende Zellen, die für den Migrationstest geeignet waren. Ohne vorherige Kultivierung in vitro waren die Lymphknotenzellen nicht für den Test brauchbar.
Andere Autoren gewannen die migrierende Zellpopulation durch Broncho-Alveolar-Spülung [21a] oder aus dem peripheren Blut [25, 62, 77, 172, 173, 174]. Verwendet wurden hierbei Leukozyten aus dem buffy coat mit vorwiegend Granulozyten und Lymphozyten und weniger Monozyten. Die Verwendung von Leukozyten wird von Alzer [5] und Kaltreider [112] wegen mangelhafter immunologischer Spezifität und ungenügender Reproduzierbarkeit der Ergebnisse jedoch abgelehnt.
Es ist auch die Testung im heterologen System möglich, indem Peritonealexsudatzellen vom Meerschweinchen als migrierende Zellpopulation verwendet werden und an den Meerschweinchen-Makrophagen der von menschlichen Lymphozyten in Gegenwart von Antigen produzierte Hemmfaktor getestet wird [67, 68]. Bei diesem Vorgehen werden die Lymphozyten der Testperson mit dem interessierenden Antigen in der Zellkultur 24 h inkubiert, danach abzentrifugiert und das zellfreie Medium mit dem darin enthaltenen MHF den Kapillarröhrchen mit Meerschweinchenmakrophagen in einer speziellen Kammer zugesetzt (Abb. 2.7.). Die Auswertung erfolgt planimetrisch nach 24 h. Es wird die Migrationszone mit bzw. ohne MHF-Zusatz gemessen und aus dem Verhältnis beider der sogenannte Migrationsindex bestimmt.

Die bisherigen Untersuchungen am Menschen zeigten eine Korrelation zu der Kutanreaktion bei Verwendung von Histoplasmin und Tuberkulin [186], jedoch keine Übereinstimmung mit dem Lymphozytentransformationstest bei Penicillinallergie [77].
Der Migrationshemmtest mit Makrophagen gilt als eine relativ einfache und gut reproduzierbare spezifische Methode zur Prüfung der Allergie vom verzögerten Typ, die auch beim Menschen anwendbar ist. Es wird hierbei jedoch ein anderer

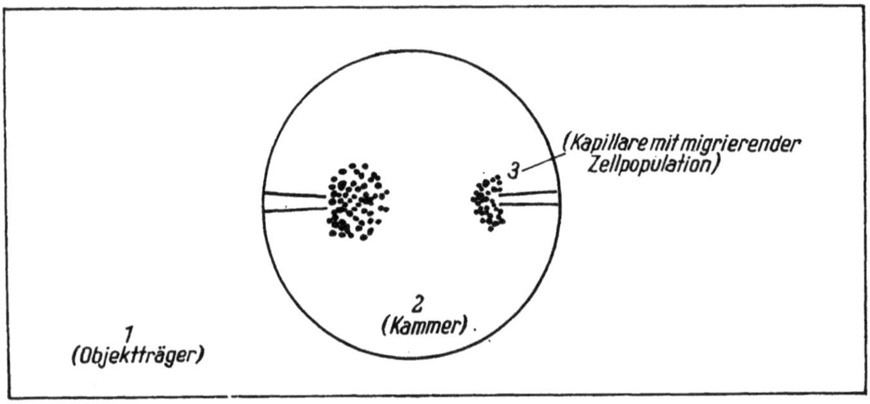

Abb. 2.7. Migrationshemmtest

immunologischer Parameter gemessen als mit dem Lymphozyten-Transformationstest, und es ist noch unklar, ob ein Zusammenhang zwischen beiden besteht.

2.1.3. Hämolytischer Plaque Test und Rosettentest

Es sollen noch zwei Möglichkeiten erwähnt werden, die immunologische Abwehr einzelner lymphatischer Zellen sichtbar zu machen. Es sind dies der hämolytische Plaque Test nach Jerne [107, 108] und die Immunozytoadhärenz bzw. der Rosettentest [28, 122].
Die Jernesche Plaquetechnik beruht im Prinzip auf der Hämolyse von Hammelerythrozyten durch Hämolysin abgebende, gegen Hammelerythrozyten sensibilisierte lymphoide Zellen, welche zusammen mit den als Zielzellen dienenden Hammelerythrozyten in Agar fixiert sind [104]. Die genaue Identifizierung der hämolysierenden Zellen als Lymphozyten oder Plasmazellen bzw. Übergangsformen zwischen beiden ist schwierig. Elektronenoptische Untersuchungen ergaben, daß alle Übergangsstufen von kleinen Lymphozyten bis zu ausgeprägten Plasmazellen beteiligt sind. Beim hämolytischen Plaque Test handelt es sich um den Nachweis in die Umgebung der Zelle abgegebener Hämolysine. Die Reaktion ist Komplement abhängig [121], d. h., typisch für eine humorale Antikörperreaktion. Es erhebt sich somit die Frage, inwieweit Lymphozyten auch Antikörper sezernieren oder ob mit dem Test eine Plasmazellfunktion erfaßt wird.

An die Erythrozyten können verschiedene Antigene fixiert und somit unterschiedliche Fragestellungen bearbeitet werden [22, 135, 191].
Eine weitere Variationsmöglichkeit besteht in der Wahl anderer Zielzellen anstelle von Hammelerythrozyten, um z. B. die zytotoxische Reaktion lymphatischer Zellen gegenüber allogenen Zellen oder Geweben nachzuweisen [96]. Der zytotoxische Effekt der Lymphozyten auf andere Zellen ist ein komplexes biologisches Geschehen. Der Mechanismus ist an zellständige Antikörper gebunden

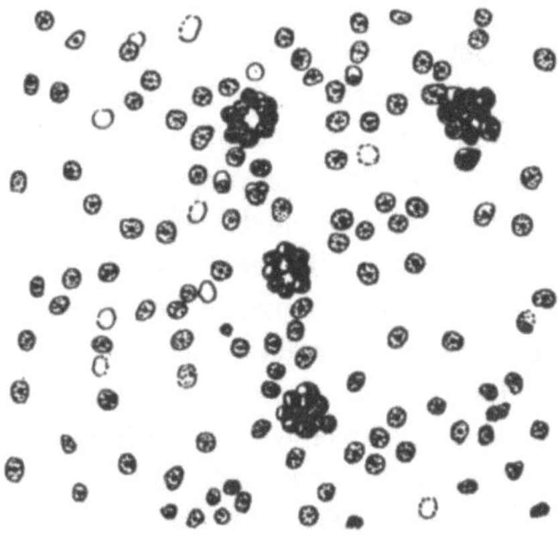

Abb. 2.8. Rosettenbildung in der Zählkammer (Immunozytoadhärenz)

und nicht Komplement abhängig. Dagegen spielt die Abgabe lysosomaler Enzyme wahrscheinlich eine wesentliche Rolle bei der Zytolyse [36].
Der Rosettentest erfaßt ebenfalls die immunologische Aktivität einzelner lymphatischer Zellen. Durch heterophile Hämagglutinine bewirken immunologisch aktive lymphoide Zellen eine Anlagerung von Hammelerythrozyten, welche dann um die Immunzelle eine sogenannte Rosette bilden (Abb. 2.8.). Diese Immunozytoadhärenz setzt keine spezifische Sensibilisierung gegen Hammelerythrozyten voraus. Bei Vorliegen einer Sensibilisierung sind jedoch Rosetten bildende Zellen gegen das jeweils spezifische Antigen entsprechend häufiger zu finden, wie z. B. bei der Rhesus-Immunisierung Schwangerer. Storb und Weiser [178] fanden, daß an der Rosettenbildung sowohl Lymphozyten als auch Plasmazellen beteiligt sind. Die Zahl der Rosetten bildenden Zellen zeigt recht zuverlässig die immunologische Aktivität des lymphatischen Systems an. Der Test wurde daher von der Arbeitsgruppe um Bach für die Prüfung der Wirksamkeit einer immunosuppressiven Behandlung am Menschen empfohlen [12, 13, 14, 15, 16, 17]. Für den Rosettentest werden Lymphozyten aus dem peripheren Blut verwendet, so daß es sich um eine relativ leicht durchführbare Methode handelt.

2.2. In vivo Methoden zur Funktionsprüfung des lymphatischen Systems

Die Hauttestung mit einer Anzahl von möglichen Allergenen zur Differenzierung klinisch manifester Allergien wird in der Klinik seit langem angewendet und soll in diesem Rahmen nicht besprochen werden. Das gleiche gilt für die Untersuchung auf eine möglicherweise stattgehabte Sensibilisierung mittels Hauttestungen. Es sei in diesem Zusammenhang nur auf den Tuberkulin-Hauttest, den BCG-Hauttest, den Toxoplasmin-Hauttest sowie den Hauttest mit Echinokokkenantigen hingewiesen.
Zur Funktionsprüfung des lymphatischen Systems interessiert insbesondere die Hauttestung nach experimenteller Sensibilisierung, da hierdurch die immunologische Reaktionsfähigkeit bei Personen mit unterschiedlicher immunologischer Ausgangssituation geprüft werden kann. Bei Hauttestung nach einer Sensibilisierung mit Antigenen, die in der natürlichen Umwelt des Menschen vorkommen, muß immer die Frage offen bleiben, ob es sich bei der beobachteten Hautreaktion um eine primäre Immunreaktion oder eine sekundäre, d. h. anamnestische Reaktion auf ein Antigen handelt, mit dem der Organismus bereits früher Kontakt hatte. Da die Antigenexposition im Laufe des Lebens sehr unterschiedlich ist, bedeutet dies für Vergleichsuntersuchungen verschiedener Kollektive erhebliche Nachteile. Es werden daher besser Antigene verwendet, mit denen Menschen normalerweise nicht in Berührung kommen. Dies garantiert eine einheitliche Ausgangsposition für die interessierenden Kollektive und bringt nicht die Gefahr mit sich, daß später durch erneute unkontrollierte Antigenexposition dem Organismus Schaden entstehen kann. Als geeignet haben sich das Haemozyanin der Schlüsselschnecke und das 2,4-Dinitrochlorbenzol (DNCB) erwiesen.

2.2.1. Sensibilisierung mit Haemozyanin der Schlüsselschnecke

Bei dem Haemozyanin der Schlüsselschnecke handelt es sich um ein kupferhaltiges Protein, welches in reinem Zustand aus der Haemolymphe der Schlüsselschnecke Megathura crenulata gewonnen wird [37, 129]. Nach Verabfolgung des Haemozyanins kommt es zur Entwicklung einer humoralen und zellulären Immunantwort, die durch den Nachweis der Haemagglutinin-Titer, durch die in vitro Transformation der Lymphozyten und durch die Hautreaktion qualitativ und quantitativ meßbar ist [45, 180].
Die Sensibilisierung wird durch subkutane Injektion von 0,01 bis 5 mg Haemozyanin, welches mit 1:10000 Merthiolat versetzt ist, vorgenommen. Die Haemozyanin-Dosis kann in diesen Bereichen variiert werden, ohne daß wesentliche Unterschiede in der Reaktion eintreten. Die Hauttestung wird nach durchgeführter Sensibilisierung an der Volarseite des Unterarms mit intrakutaner Injektion von 0,01 bis 0,1 mg Haemozyanin vorgenommen und nach 24 h sowie 48 h abgelesen. Bei Gesunden ist ein positiver Ausfall der Reaktion 5 Tage bis 4 Wochen nach der Immunisierung die Regel.

2.2.2. Sensibilisierung mit 2,4-Dinitrochlorbenzol (DNCB)

Bei der DNCB-Sensibilisierung handelt es sich um eine chemische Kontaktallergie. DNCB ist ein chemisches Hapten. Zwischen Kontaktallergie und der Allergie vom verzögerten Typ besteht eine enge Korrelation, so daß die DNCB-Sensibilisierung zur Erfassung der zellgebundenen Immunitätsreaktion geeignet ist [23, 73, 165]. Es kommt jedoch, wie bei der Sensibilisierung mit Haemozyanin der Schlüsselschnecke, auch zu einer humoralen Antikörperproduktion. Die Methode wurde von Kligman 1959 [116] beschrieben und hat zur Testung der zellgebundenen Immunitätsreaktion bereits breite Anwendung gefunden [2, 110, 189, 190]. Zur Sensibilisierung werden 0,1 ml einer 10%igen DNCB-Lösung in Aceton epikutan auf einen Hautbezirk von 2 cm Durchmesser des Unterarmes appliziert und 1 bis 5 Tage unter einem Verband belassen. 14 Tage bis 3 Wochen nach der Sensibilisierung erfolgt die Testung auf Zeichen einer eingetretenen Allergie vom verzögerten Typ mit 0,1 ml einer 0,1%igen DNCB-Lösung in Aceton, welche in gleicher Weise auf die Volarseite des kontralateralen Unterarms aufgebracht wird. Die Ablesung erfolgt nach 48 h und 72 h. Erythem, Ödem, Induration oder Bläschenbildung werden als Zeichen einer Allergie vom verzögerten Typ gewertet.
Andere Hautteste mit „primären" Antigenen wurden beschrieben, haben jedoch keine große Anwendung gefunden. Hierzu gehören Konjugate von humanem Serumalbumin mit Pikrin oder Dinitrophenol [113] und Äthylenoxyd behandeltes Humanserum [131], welche die Gefahr einer Sensibilisierung gegen Serumeiweiße mit sich bringen.

2.2.3. Lymphozytentransfertest

Der Lymphozytentransfertest wurde von Brent und Medawar [33] zur Spenderauswahl für Organtransplantate als Histokompatibilitätstest am Meerschweinchen beschrieben und danach auch beim Menschen angewandt [6, 34, 39, 82, 83, 88, 140, 197]. Das Prinzip besteht darin, vitale Lymphozyten eines Individuums streng intrakutan einem anderen Individuum zu injizieren und die Hautreaktion nach 24 h bis 48 h sowie nach 8 bis 11 Tagen abzulesen. Im positiven Falle kommt es zu Induration und Erythem, wobei die Induration als die spezifischere Reaktion angesehen wird. Es wird angenommen, daß es sich um eine graft versus host Reaktion handelt [83], d. h. daß die übertragenen, vorher nicht sensibilisierten Lymphozyten auf die Histokompatibilitätsantigene in der Haut des Empfängers reagieren. Die Reaktion ist um so stärker, je größer die Differenz zwischen den Histokompatibilitätsantigenen der übertragenen Lymphozyten und der Gewebe des Empfängers ist. Wie weit auch eine host versus graft Reaktion mitbeteiligt ist, ist noch Gegenstand der Diskussion. Mit abgetöteten Lymphozyten wird jedoch keine Reaktion erzielt [88]. Diese Tatsache spricht gegen eine wesentliche Beteiligung der Empfänger Lymphozyten am Test-Resultat.

Als Histokompatibilitätstest hat sich der Lymphozytentransfertest nicht behauptet, da ihm die Nachteile einer in vivo Methode anhaften und inzwischen zuverlässigere serologische Methoden entwickelt wurden [162, 184]. Als Lymphozytenfunktionsprüfung wurde der Test vereinzelt angewendet [3, 124, 161] und ist hier, bei entsprechender Fragestellung auch weiterhin von Wert.

Literatur

[1] Adinolfi, M., B. Gardner, F. Gianelli, M. McGuire: Studies on human lymphocytes stimulated in vitro with anti-y and anti-μ antibodies. Experimentia **23** (1967), 271.

[2] Aisenberg, A. C.: Studies on delayed hypersensitivity in Hodgin's disease. J. clin. Invest. **41** (1962), 1964.

[3] Aisenberg, A. G.: Studies of lymphocyte transfer reaction in Hodgkin's disease. J. clin. Invest. **44** (1965), 555.

[4] Allison, A. C., L. Malucci: Lysosomes in dividing cells, with special reference to lymphocytes. Lancet **1964/II**, 1371.

[5] Alzer, G., K. Schumacher, W. D. Hirschmann, H. Oerkermann: The problem of reproducibility of migration inhibition of peripheral leucocytes in cases of tuberculin-allergy. Z. Immun.-Forsch. **141** (1971), 181.

[6] Amos, D. B., P. J. Nicks, N. Peacocke, H. O. Sieker: An evaluation of the normal lymphocyte transfer-test in man. J. clin. Invest. **44** (1965), 219.

[7] Aspegren, H., H. Rorsman: Mitosis-stimulating effect of tuberculin on lymphocytes from peripheral blood. J. Allergy **35** (1964), 433.

[8] Bach, F., K. Hirschhorn: y-Globulin production by human lymphocytes in vitro. Exp. Cell. Res. **32** (1963), 592.

[9] Bach, F., K. Hirschhorn: Lymphocyte interaction: a potential histocompatibility test in vitro. Science **143** (1964), 813.

[10] Bach, F., K. Hirschhorn, R. B. Schreibmann, C. Ripps: Immunological responses of human lymphocytes in vitro. Ann. N.Y. Acad. Sci. **120** (1964), 209.

[11] Bach, F., N. K. Voynow: One-way stimulation in mixed leucocyte cultures. Science **153** (1966), 813.

[12] Bach, J. F., M. Dardenne, B. Antoine: Un nouveau test d'activité des sérums anti-lymphocytes: L'inhibition du phénomène des rosettes. Path. Biol. **16** (1968), 657.

[13] Bach, J. F., B. Antoine: In vitro detection of immunosuppressive activity of anti-lymphocyte sera. Nature **217** (London) (1968), 658.

[14] Bach, J. F., J. Dormont, M. Dardenne, H. Balner: In vitro rosette inhibition by anti-human ALS. Correlation with skin graft prolongation in primates. Transplantation **8** (1969), 265.

[15] Bach, J. F.: Mise en évidence d'une population de lymphocytes particulièrement sensibles à certains immunosuppresseurs. C. R. hebd. Séances Acad. Sci. **268** (1969), 883.

[16] Bach, J. F., M. Dardenne, C. Fournier: In vitro evaluation of immunosuppresive drugs. Nature (London) **222** (1969), 998.

[17] Bach, J. F.: Immunosuppression by chemical agents. Transplant. Proc. **3** (1971), 27.

[18] Bain, B., L. Lowenstein: Genetic studies on the mixed leucocyte reaction. Science **145** (1964), 1315.

[19] Bain, B., M. R. Vas, L. Lowenstein: The development of large immature mononuclear cells in mixed leucocyte cultures. Blood **23** (1964), 108.

[20] Barker, B. E., P. Farnes, H. Fanger: Mitogenic activity in phytolacca americana. Lancet **1964/I**, 170.
[21] Barkhan, P., A. Ballas: Phytohaemagglutinin: separation of haemagglutinating and mitogenic principles. Nature (London) **200** (1963), 141.
[21 a] Bartfeld, H., T. Atoynatan: Cellular immunity. Activity and properties of human migration inhibitory factor. Int. Arch. Allergy **38** (1970), 549.
[22] Barth, R. F., B. Merchant: Adaptation of the hemolytic plaque technique for enumeration of immune cells responding to heterologous immunglobulin antigens. Proc. Soc. exp. Biol. N.Y. **125** (1967), 307.
[23] Benacerraf, B., P. G. H. Gell: Studies on hypersensitivity: III the relation between delayed reactivity to the picryl group of conjugates and contact sensitivity. Immunol. **2** (1959), 219.
[24] Bender, M. A., D. N. Prescott: DNA-synthesis and mitosis in cultures of human peripheral leucocytes. Exp. Cell. Res. **27** (1962), 221.
[25] Bendixen, G., M. Søborg: A leucocyte migration technique for in vitro detection of cellular (delayed type) hypersensitivity in man. Dan. med. Bull. **16** (1969), 1.
[26] Bennett, B., B. R. Bloom: Reactions in vivo and in vitro produced by a soluble substance associated with delayed type hypersensitivity. Proc. nat. Acad. Sci. **59** (1968), 756.
[27] Benezra, D., J. Gery, A. M. Davies: The relationship between lymphocyte transformation and immune response. Clin. exp. Immunol. **5** (1969), 155.
[28] Biozzi, G., C. Stiffel, D. Mouton, M. Liacopoulos-Briot, C. Decreusefond, Y. Bouthillier: Étude du phénomène de l'immunocytoadhérence au cours de l'immunisation. Ann. Inst. Pasteur, Suppl **3**, **110** (1966), 7.
[29] Bloom, R. B., R. Benett: Migration inhibitory factor associated with delayed-type hypersensitivity. Fed. Proc. **27** (1968), 13.
[30] Börjeson, J., R. Bouveng, S. Gardell, A. Horden, S. Thunell: Purification of the mitosis stimulating factor of Phaseolus vulgaris. Biochem. biophys. Acta **82** (1964), 158.
[31] Börjeson, J., R. Reisfeld, L. W. Chessin, P. Welsh, S. D. Douglas: Studies on human peripheral blood lymphocytes in vitro I. Biological and physicochemical properties of the pokeweed mitogen. J. exp. Med. **124** (1966), 859.
[32] Börjeson, J., L. N. Chessin, M. Landy: Dissociation of leukagglutinating and transforming properties of phytohaemagglutinin by the coating of lymphocytes with Vi polysaccharide. Int. Arch. Allergy **31** (1967), 184.
[33] Brent, L., P. B. Medawar: Tissue transplantation: A new approach to the "typing" problem. Brit. Med. J. **1963/II**, 269.
[34] Bridges, J. M., S. D. Nelson, M. G. McGeown: Evaluation of lymphocyte transfertest in normal and uraemic subjects. Lancet **1964/I**, 581.
[35] Brittinger, G., E. König: Lymphocytenstimulierung durch pokeweed-mitogen (PWM). Klin. Wschr. **47** (1969), 1307.
[36] Brondz, H. D.: Interaction of immune lymphocytes and neoplastic tissue cells. Folia Biol. (Praha) **10** (1964), 164.
[37] Campbell, D. H., J. S. Garvey, N. E. Cremer, D. H. Sussadorf: Methods in immunology. Benjamin, New York, 1964 S. 69.
[38] Caron, G. A.: Lymphocytes and drug hypersensitivity. Lancet **1966/II**, 1081.
[39] Carpenter, C. B., R. J. Glassock, R. Gleason, J. M. Corson, J. P. Merill: The application of the normal lymphocyte transfer reaction to histocompatibility testing in man. J. clin. Invest. **45** (1966), 1452.

[40] Chessin, L. N., J. Börjeson, P. D. Welsh, S. D. Douglas, H. J. Cooper: Studies on human peripheral blood lymphocytes in vitro. II. Morphological and biochemical studies on the transformation of lymphocytes by pokeweed mitogen. J. exp. Med. **124** (1966), 873.

[41] Conrad, R. A.: Autoradiography of leucocytes cultured with tritiated bean extract. Nature (London) **214** (1967), 709.

[42] Cooper, E. H., P. Barkhan, A. J. Hale: Observations on the proliferation of human leucocytes cultured with phytohaemagglutinin. Brit. J. Haematol. **9** (1963), 101.

[43] Cooper, H. L., A. D. Rubin: Lymphocyte RNA metabolism. Comparison between antigen and phytohaemagglutinin stimulation. Lancet **1965/II**, 723.

[44] Cooper, H. L., A. D. Rubin: RNA metabolism in lymphocytes stimulated by phytohemagglutinin: initial response to phytohemagglutinin. Blood **25** (1965), 1014.

[45] Curtis, J. E., E. M. Hersh, J. E. Harris, C. McBride, E. J. Freireich: The human primary immune response to keyhole limped haemocyanin interrelationships of delayed hypersensitividy, antibody response and in vitro blast transformation. Clin. exp. Immunol. **6** (1970), 473.

[46] Czerski, P.: Cytological observations on lymphocytes grown in vitro and in vivo in diffusions chambers. Symposium: The lymphocyte in immunology and haemopoiesis. Bristol, 1966.

[47] Dameshek, W.: Chronic lymphocytic leukemia — an accumulative disease of immunologically incompetent lymphocytes. Blood **29** (1967), 566.

[48] David, J. R., S. Al Askari, H. S. Lawrence, L. Thomas: Delayed hypersensitivity in vitro. I Specifity of inhibition of cell migration by antigens. J. Immunol. **93** (1964), 264.

[49] David, J. R.: Macrophage migration. Fed. Proc. **27** (1968), 6.

[50] Eagle, H.: Nutritional needs of mammalian cells in tissue culture. Science **122** (1955), 501.

[51] Eagle, H.: The specific amino acid requirement of mammalian cell (strain L) in tissue culture. J. biol. Chem. **214** (1955), 839.

[52] Elves, M. W., S. Roath, C. Taylor, M. C. G. Israels: The in vitro production of antibody by lymphocytes. Lancet **1963/I**, 1292.

[53] Elves, M. W., S. Roath, M. C. G. Israels: The response of lymphocytes to antigen challenge. Lancet **1963/I**, 806.

[54] Elves, M. W., M. C. G. Israels: The mitogenic property of phytohaemagglutinin: Studies on human leucocytes. Brit. J. Haematol. **9** (1963), 406.

[55] Elves, M. W., J. Gough, J. A. Chapman, M. C. G. Israels: Electron microscope studies of lymphocytes. Lancet **1964/I**, 306.

[56] Elves, M. W.: The in vitro transformation of lymphocytes. In: Current research in leukaemia (Cambridge University Press, Cambridge, 1965).

[57] Elves, M. W., M. C. G. Israels: Lymphocyte transformation in cultures of mixed leucocytes. A possible test of histocompatibility. Lancet **1965/I**, 1184.

[58] Elves, M. W.: The lymphocytes. Lloyd-Luke., London, 1966.

[59] Epstein, W. L., A. M. Kligman: Transfer of allergic contact type delayed sensitivity in man. J. invest. Derm. **28** (1957), 291.

[60] Fahey, J. L., I. Pinegold: Synthesis of immunoglobulins in human lymphoid cell lines. Cold Spring Harbor Symp. Quant. Biol. **32** (1967), 283.

[61] Farnes, P., B. E. Barker, L. E. Brownhill, H. Fanger: Mitogenic activity in Phytolacca americana (pokeweed). Lancet **1964/II**, 1100.

[62] Federlin, K., R. N. Maini, A. S. Russel, D. C. Dumonde: A micro-method for peripheral leucocyte migration in tuberculin sensitivity. J. clin. Pathol. **24** (1971), 533.

[63] Fischer, R., A. Gropp, H. Geiger: Cytologische und cytogenetische Untersuchungen an homologen und heterologen Lymphozyten-Mischkulturen. Klin. Wschr. **44** (1966), 1366.

[64] Fischer, R., A. Gropp: Cytochemie des Lymphocyten in vitro. Klin. Wschr. **44** (1966), 733.

[65] Fischer, R., A. Gropp, H. Geiger: Spezifische und unspezifische Lymphocytentransformation in vitro. Verh. dtsch. Ges. Pathol. **50** (1966), 251.

[66] Fischer, R., A. Gropp: Ergebnisse cytologischer und cytochemischer Untersuchungen an Lymphocyten in vitro. Blut **15** (1967), 129.

[67] Flad, H. D.: Verzögerte Allergie in vitro: Bildung humoraler Faktoren durch antigenstimulierte Lymphozyten. Europ. J. Immunol. Vortragsreferate der Tagung der Ges. für Immunologie **1969**, 23.

[68] Flad, H. D., G. Hochapfel, K. Federlin: Verzögerte Allergie in vitro: Möglichkeiten zur Anwendung des Systems beim Menschen. Verh. dtsch. Ges. inn. Med. **75** (1969), 711.

[69] Fliedner, T. M., V. Kretschmer, M. Hillen, F. Wendt: DNS- und RNS-Synthese in mit Phytohaemagglutinin stimulierten Lymphozyten. Schweiz. med. Wschr. **95** (1965), 1499.

[70] Forbes, I. J.: Specific and nonspecific stimulation of antibody synthesis by human leucocytes in vitro. Lancet **1965/I**, 198.

[71] Forbes, I. J., S. C. Milazzo: A metabilic defect of the lymphocytes in a case of hypogammaglobulinaemia. Austr. Ann. Med. **14** (1965), 311.

[72] Forbes, I. J., D. W. Henderson: Globulin synthesis by human peripheral lymphocytes. Ann. int. Med. **65** (1966), 69.

[73] Gell, P. G. H., B. Benacerraf: Studies on hypersensitivity: A study on the specificity of cellular immune reactions. J. exp. Med. **113** (1961), 571.

[74] George, M., J. H. Vaughan: In vitro cell migration as a model for delayed hypersensitivity. Proc. Soc. exp. Biol. Med. **111** (1962), 514.

[75] Gill, F. A.: The association of increased spontaneous lymphocyte transformation in vitro with clinical manifestationes of drug hypersensitivity. J. Immunol. **98** (1967), 778.

[76] Girard, J. P.: Production in vitro d'anticorps par des lymphocytes périphériques humains. Schweiz. med. Wschr. **97** (1967), 1469.

[77] Girard, J. P.: Valeur du test d'inhibition de la migration des cellules lymphoides, in vitro, appliqué au diagnostic des allergies médicamenteuses. Schweiz. med. Wschr. **98** (1968), 1655.

[78] Girard, J. P.: Studies on human peripheral lymphocytes: Antibody and DNA synthesis and incorporation of 14C-labelled amino acids, following antigenic stimulus. Helv. med. Acta **34** (1968), 191.

[79] Götz, H.: Der in vitro Lymphozytentest bei Pilzinfektionen. Münch. med. Wschr. **110** (1968), 2553.

[80] Gough, J., M. W. Elves: Studies of lymphocytes and their derivative cells in vitro. I. Biochemical constituents. Acta haematol. **36** (1966), 344.

[81] Gough, J., M. W. Elves: Studies of lymphocytes and their derivative cells in vitro. II. Encyme cytochemistry. Acta haematol. **37** (1967), 42.

[82] Gray, J. G., P. S. Russell: Donor selection in human organ transplantation. A possible screening test. Lancet **1963/II**, 863.

[83] Gray, J. G.: Present status of the normal lymphocyte transfer test. Vox sang. **11** (1966), 293.

[84] Grosfeld, J. C. M., A. J. M. Penders, R. de Grood, L. Verwilghen: In vitro investigations of chromium- and nickel-hypersensitivity with culture of skin and peripheral lymphocytes. Dermatologica **132** (1966), 189.

[85] Hallander, H., Danielson, D.: In vitro production of antibodies by thoracic duct lymphocytes. Acta Pathol. Microbiol. Scand. **56** (1962), 75.

[86] Halpern, B., N. T. Ky, N. Amache, G. Lagrue, J. Hazard: Diagnostic de l'allergie médicamenteuse in vitro par l'utilisation du test de transformation lymphoblastique (T. T. L.). Presse méd. **75** (1967), 3.

[87] Halpern, B., N. T. Ky, N. Amache: Diagnosis of drug allergy in vitro with the lymphocyte transformation test. J. Allergy **40** (1967), 168.

[88] Harris, R., C. A. Clarke, A. L. Jones, P. M. Sheppard, D. Lehane, M. McCarthy, S. D. Lawler, H. S. Shatwell: Further studies on the normal lymphocyte transfer test in man. British med. J. 1966/I, 509.

[89] Haurowitz, F.: The evolution of selective and instructive theories of antibody formation. Cold Spring Harbor Symp. Quant. Biol. **32** (1967), 559.

[90] Heine, K. M., H. Stobbe: Tests of immunological competence in lymphogranulomatosis with different antigens in lymphocyte culture. Helv. med. Acta **34** (1967), 36.

[91] Heine, K. M., H. Stobbe, H. Herrmann, E. Hofer: Untersuchungen zur Korrelation von Lymphozytentransformation durch Streptolysin O in vitro und Antistreptolysintitern. Acta haematol. **39** (1968), 276.

[92] Heine, K. M., H. Stobbe: Lymphozytenstimulierung bei Morbus Hodgkin in der Zellstruktur. Dtsch. Gesundheitswes. **23** (1968), 32.

[93] Heine, K. M., R. Witkowski: Technik der Lymphozytenkultur. Zschr. med. Labortechnik **9** (1968), 65.

[94] Heitmann, H. J., E. Kuwert: Die Lymphozytenkulturen bei Penicillinallergie. Hautarzt **17** (1966) 313.

[95] Heitmann, H. J.: Lymphozytentransformation bei Syphilis. 2. Arbeitstagung über Leukozytenkulturen, Essen, 1970.

[96] Hildemann, W. H., W. Pinkerton: Alloantibody production measured by plaque assay in relation to strong and weak histoincompatibility. J. exp. Med. **124** (1966), 885.

[97] Hirschhorn, K., F. Bach, R. L. Kolodny, J. L. Firschein, N. Hashem: Immune response and mitosis of human peripheral blood lymphocytes in vitro. Science **142** (1963), 1185.

[98] Hirschhorn, K., R. L. Kolodny, N. Hashem, F. Bach: Mitogenic action of phytohaemagglutinin. Lancet **1963/II**, 305.

[99] Hirschhorn, K., R. R. Schreibmann, S. Verbo, R. H. Ruskin: The action of streptolysin S on peripheral lymphocytes of normal subjects and patients with acute rheumatic fever. Proc. Soc. exp. Biol. Med. **52** (1964), 1151.

[100] Hirschhorn, K., R. Hirschhorn: Role of lysosomes in the lymphocyte response. Lancet **1965/I**, 1046.

[101] Hirschhorn, R., J. M. Kaplan, K. Hirschhorn, G. Weissmann: Acid phosphatase rich granules in human lymphocytes. Science **147** (1965), 55.

[102] Hirschhorn, R., K. Hirschhorn, G. Weissmann: Appearance of hydrolase rich granules in human lymphocytes induced by phytohaemagglutinin and antigens. Blood **30** (1967), 84.

[103] Holland, N. H., P. Holland: Haemagglutinating, precipitating and lymphocyte stimulating factors of phytohaemagglutinin. Nature (London) **207** (1965), 1307.

[104] HÜBNER, K. F., N. GENGOZIAN: Critical variables of the Jerne plaque technique as applied to rodent antibody forming systems responding to heterologous red cell antigens. J. Immunol. **102** (1969), 155.
[105] HUBER, H., H. WINKLER, G. REISER, C. HUBER, F. GABL, H. BRAUNSTEINER: Eigenschaften und subzelluläre Lokalisation neugebildeter Proteine menschlicher Lymphozyten in vitro mit und ohne Phytohämagglutininzusatz. Klin. Wschr. **45** (1967), 204.
[106] INMAN, D. R., E. H. COOPER: Electron microscopy of human lymphocytes stimulated by phytohaemagglutinin. J. cell. Biol. **19** (1963), 441.
[107] JERNE, N. K., A. A. NORDIN: Plaque formation in agar by single antibody producing cells. Science **140** (1963), 405.
[108] JERNE, N. K., A. A. NORDIN, C. HENRY: The agar plaque technique for recognizing antibody producing cells. In: Cell bound antibodies, S. 109, AMOS, KAPROWSKI, Wistar Institute Press, Philadelphia 1963.
[109] JOHNSON, L. J., J. LOBUE, CHAN PO-CHEUM, F. C. MONETTE: Autoradiographic studies of the fate of phytohaemagglutinin induced blast cells cultured in diffusions chambers. W. O. RIEKE (Hrsg.): Proc. 3. annual leucocyte conference New York **1969**, **147**.
[110] J. V. JONES: Development of sensitivity to dinitrochlorbenzene in patients with sarcoidosis. Clin. exp. Immunol. **2** (1967), 477.
[111] JORKE, D.: Die Lymphoidzellen. Akademieverlag Berlin 1963.
[112] KALTREIDER, B., D. SOGHOR, J. B. TAYLOR, J. L. DECKER: Capillary tube migration for detection of human delayed hypersensitivity: Difficulties encountered with buffy coat cells and tuberculin antigen. J. Immunol. **103** (1969), 179.
[113] KANTOR, F. S., W. E. BULLOCK: Use of hapten-human-serum-albumin conjugates to study immunologic competence in man. J. clin. Invest. **45** (1966), 1030.
[114] KASAKURA, S., L. LOWENSTEIN: The effect of uraemic blood on mixed laucocyte reactions and on cultures of leucocytes with phytohaemagglutinin. Transplantation **5** (1967), 283.
[115] KELLEY, J. B., A. B. STANFIELD, C. DEAN DUKES, J. L. PARSON: Enhanced human lymphocyte response to coccidioidin in vitro following skin test. Ann. Allergy **27** (1969), 265.
[116] KLIGMAN, A. M., W. L. EPSTEIN: Some factors affecting contact sensitization in man. In: Mechanismus of hypersensitivity, S. 713. SHAFFER, LO GRIPPO, CHASE, LITTLE BROWN, Boston (1959).
[117] KLIMA, R.: Grundlagen für eine Neuordnung der Hämatologie zellulärer Reaktionen im lymphatischen Apparat. Wiener Zschr. inn. Med. **33** (1952), 125.
[118] KOLODNY, R., K. HIRSCHHORN: Properties of phytohaemagglutinin. Nature (London) **201** (1964), 715.
[119] KY, N. T., B. N. HALPERN, G. LAGRUE, C. LANGLOIS: La transformation lymphoblastique in vitro des lymphocytes sanguins appliqué a l'étude de l'allergie microbienne. Presse méd. **74** (1966), 1119.
[120] LAMVIK, J. O.: Antibody synthesis by transformed cells in rabbit lymphocyte cultures. Acta path. microbiol. Scand. **71** (1967), 639.
[121] LAMVIK, J. O.: A micro incubation chamber technique for testing the immunological activity of culture lymphocytes. Scand. J. Hämatol. **5** (1968), 278.
[122] LASKOW, R.: Rosette forming cells in non-immunized mice. Nature (London) **219** (1968), 973.
[123] LAZARUS, S. S., V. G. VETHAMANY, B. W. VOLK: Fine structure of phytohaemagglutinin transformed lymphocytes. Arch. pathol. **86** (1968), 176.

[124] LEVIN, A. G., D. G. MILLER, C. M. SOUTHAM: Lymphocyte transfer tests in cancer patients and healthy people. Cancer **22** (1968), 500.
[125] LING, N. R., E. M. HUSBAND: Specific and non-specific stimulation of peripheral lymphorytes. Lancet **1964/I**, 363.
[126] LING, N. R.: Lymphocyte stimulation. North Holland Publishing Co., Amsterdam, 1968.
[127] LÜERS, T. H., G. OBE: Zwei- und mehrkernige Zellen in der menschlichen Lymphozytenkultur. Blut **12** (1966), 245.
[128] LYCETTE, R. R., G. E. PEARMAIN: Further observations on antigen induced mitosis. Lancet **1963/II**, 386.
[128a] MALCHOW, H., C. P. SODOMANN: Die klinische Bedeutung von in vitro-Methoden zum Nachweis einer zellulären Immunität. Internist **13** (1972), 66.
[129] MALLEY, A., A. SAHA, W. J. HALLIDAY: Immunochemical studies of hemocyanin from the giant keyhole limped (Megathura crenulata) and the horseshoe crab (Limulus polyhemus). J. Immunol. **95** (1965), 141.
[130] MARSHALL, W. H., K. B. ROBERTS: Tuberculin induced mitosis in peripheral blood leucocytes. Lancet **1963/I** 773.
[131] MAURER, P. H.: Immunologic studies with ethylene oxide-treated human serum. J. exp. Med. **131** (1961), 1029.
[132] MAZZEI, D., C. NOVI, D. S. DEL GIACCO: Blasts in lymphocyte cultures. Lancet **1967/I**, 1280.
[133] MCFARLAND, W., D. H. HEILMAN: Lymphocyte foot appendage: Its role in lymphocyte function and in immunological reactions. Nature (London) **205** (1965), 887.
[134] MCFARLAND, W.: Microspikes on the lymphocyte uropod. Science **163** (1969), 818.
[135] MERCHANT, B., T. HRABA: Lymphoid cells producing antibody against simple haptens: Detection and enumeration. Science **152** (1966), 1378.
[136] MOORE, G. E., H. KITAMURA, S. TOSHIMA: Morphology of cultured hematopoietic cells. Cancer **22** (1968), 245.
[137] MOYNIHAN, P. C., J. F. JACKSON, J. D. HERDY: Lymphocyte transformation as an in vitro histocompatibility test. Lancet **1965/I**, 453.
[138] NASPITZ, C. K., M. RICHTER: The enhanced survival of human peripheral lymphocytes in vitro using subthreshold concentration of phytohemagglutinin. Blood **30** (1967), 381.
[139] NASPITZ, C. K., M. RICHTER: The action of phytohaemagglutinin in vivo and in vitro, a review. Progr. Allergy **12** (Karger, Basel/New York) 1968, 1.
[140] NELSON, S. D.: Comparison of lymphocyte-transfer test and white-blood-cell grouping for organ donor selection. Lancet **1965/I**, 1359.
[141] NORDMANN, C. T., A. DE LA CHAPELLE, R. GRÄSBECK: The interrelation of erythroagglutinating, leucoagglutinating and leucocyte-mitogenic activities in Phaseolus vulgaris phytohaemagglutinin. Acta med. Scand. Suppl. **412** (1964), 49.
[142] NOWELL, P. C., D. A. HUNGERFORD, C. D. BROOKS: Chromosomal characteristics of normal and leucemic human leucocytes after short term tissue culture. Cancer Res. **18** (1958), 331.
[143] NOWELL, P. C.: Phytohemagglutinin an initiator of mitosis in cultures of normal human leucocytes. Cancer Res. **20** (1960), 462.
[144] OPPENHEIM, J. J., G. N. ROGENTINE, W. D. TERRY: Transformation of human lymphocytes by monkey antisera to human immunglobulins. Federat. Proc. **26** (1967), 528.
[145] PAPERMASTER, W.: The clonal differentiation of antibody-producing cells. Cold Spring. Harbor Symp. Quant. Biol. **32** (1967), 447.

[146] PAPPAS, A., C. ORFANOS, R. BERTRAM: Zur in vitro-Diagnose der Allergie vom verzögerten Typ. 2. Arbeitstagung über Leukozytenkulturen, Essen 1970.

[147] PATRUCCO, A., N. ROTHFIELD, K. HIRSCHHORN: The response of cultured lymphocytes from patients with systemic lupus erythematodes to DNA. Arthritis Rheumatism **10** (1967), 32.

[148] PEARMAIN, G., R. R. LYCETTE, P. H. FITZGERALD: Tuberculin-induced mitosis in peripheral blood leucocytes. Lancet **1963**/I, 637.

[149] PEARMAIN, G., R. R. LYCETTE: Spontaneous mitosis of glandular fever cells in short term peripheral blood cultures. Lancet **1963**/II, 1027.

[150] PERNIS, B.: Delayed-type hypersensitivity. In: Immunhämatologie, S. 65. GRÓSS, Schattauer, Stuttgart—New York 1970.

[151] PÖSSNEROVA, V., SMETANA, K.: The morphology of nucleoli of lymphocytes in peripheral human blood after short-time cultivation in vitro. Folia morphol. **14** (1966), 240.

[152] PÖSSNEROVA, V.: Some cytochemical investigations on leucocytes from the peripheral blood cultivated in vitro. Folia morphol. **15** (1967), 160.

[153] QUAGLINO, D., F. G. J. HAYHOE, R. J. FLEMANS: Cytochemical observations on the effect of phytohaemagglutinin in short-term tissue culture. Nature (London) **196** (1962), 338.

[154] QUAGLINO, D., D. C. COWLING: Cytochemical studies on cells from chronic lymphocytic leucaemia and lymphosarcoma cultured with phytohaemagglutinin. Brit. J. Haematol. **10** (1964), 358.

[155] QUAGLINO, D., F. G. J. HAYHOE: Metabolic changes in short-term in vitro cultures in normal and leucaemic cells. Studies with cytochemistry and autoradiography. In: Current Research in leucaemia. (Cambridge University Press., Cambridge 1965).

[156] RAZAVI, L.: Cytoplasmic localization of phytohaemagglutinin in peripheral white cells. Nature (London) **210** (1966), 444.

[157] RENNER, H. H., J. STÄRK, R. MAULER: Stimulation von Lymphozyten mit Thyphus-O-Antigen. Klin. Wschr. **47** (1969), 431.

[158] RENNER, H., K. RENNER: Doppelkernigkeit transformierter Lymphozyten. Blut **18** (1969), 290

[159] RIBAS-MUNDO, N.: DNA replication patterns of normal human leucocyte cultures. Blood **28** (1966), 891.

[160] RIPPS, C. S., M. J. FELLNER, K. HIRSCHHORN: Response of lymphocytes to tetracycline. Lancet **1965**/II, 951.

[161] ROBINSON, E., A. HOCHMAN: Comparative study of the lymphocyte transfer test with lymphocytes from normal donors and cancer patients. J. nat. Cancer Inst. **36** (1966), 819.

[162] VAN ROOD, J. J., A. VAN LEUWEN: Leucocyte grouping, a method and its application. J. clin. Invest. **42** (1963), 1382.

[163] ROTHMAN, U., S. LIDEN: Isolation of a lymphoid-cell protein with relation to delayed hypersensitivity. Nature (London) **208** (1965), 389.

[164] SAHI, J., H. STOBBE, R. KLATT, K. HEINE, E. HOFER: Die Azurgranulation der Lymphozyten. Folia Haematol. **95** (1971), 372.

[165] SALVIN, S. B., R. F. SMITH: The specificity of allergic reactions. I. Delayed versus hypersensitivity. J. exp. Med. **111** (1960), 465.

[166] SCHMALZL, F., M. CIRESA, H. BRAUNSTEINER: Zur Zytochemie der Drüsenfieberzellen. Acta Haematol. **39** (1968), 257.

[167] SCHÖPF, E.: Biochemische und ultrastrukturelle Aspekte der unspezifischen Lymphozytenstimulation in vitro durch Quecksilberverbindungen. 2. Arbeitstagung über Leukocytenkulturen, Essen 1970.

[168] SCHUMACHER, K., H. OERKERMANN, G. UHLENBRUCK, G. ALZER, W. D. HIRSCHMANN, R. GROSS: Isolation of the lymphagglutinating fractions of phytohaemagglutinin (PHA) from Phaseolus vulgaris and characterization of their biological properties. Klin. Wschr. **49** (1971), 286.

[169] SELL, S., R. ASOFSKY: Lymphocytes and immunoglobulins. Progr. Allergy **12** (1968), 86.

[170] SIMONS, M. J., R. FOWLER, N. G. FITZGERALD: Mechanism of lymphocyte transformation induced by phytohaemagglutinin. Nature (London) **219** (1968), 1021.

[171] SMITH, J. L., J. W. M. LAWTON, I. J. FORBES: Characteristics of protein synthesis in vitro by lymphocytes from human peripheral blood. Austral. J. exp. Biol. med. Sci. **45** (1967), 629.

[172] SØBORG, M., G. BENDIXEN: Human lymphocyte migration as a parameter of hypersensitivity. Acta med. Scand. **181** (1967), 247.

[173] SØBORG, M.: In vitro migration of peripheral human leucocytes in cellular hypersensitivity. Acta med. Scand. **184** (1968), 135.

[174] SØBORG, M.: Interaction of human peripheral lymphocytes and granulocytes in the migration inhibition reaction. Acta med. Scand. **185** (1969), 221.

[175] STEWART, C. C., M. INGRAM: A method for counting phytohaemagglutinin-stimulated lymphocytes. Blood **29** (1967), 628.

[176] STOBBE, H., K. M. HEINE, P. NEUMANN: Zur Cytomorphologie und Cytochemie transformierter Lymphozyten. Schweiz. med. Wschr. **98** (1968), 1664.

[177] STOBBE, H., K. HEINE, P. NEUMANN: Zytomorphologische und zytochemische Befunde an Immunoblasten. Int. Kongr.: Die heutige Stellung der Morphologie in Biologie und Medizin, Berlin 1968.

[178] STORB, U., R. S. WEISER: Antibody carrying cells in the immune response I. Identification of rosette forming cells by light microscopy. J. Retic. Soc. **4** (1967), 51.

[179] SUNDARAM, K., G. P. PHONDKE, P. SUNDARESAN: In vitro studies on antibody production by lymph node cells using cell electrophoresis. Immunol. **13** (1967), 433.

[180] SWANSON, M. A., R. S. SCHWARTZ: Immunosuppressive therapy. New Engl. J. Med. **277** (1967), 163.

[181] TANAKA, Y., L. B. EPSTEIN, G. BRECHER, F. STOHLMAN: Transformation of lymphocytes in cultures of human peripheral blood. Blood **22** (1963), 614.

[182] TANAKA, Y., T. J. LIDDY: Lipids and acid phosphatase in cultured lymphocytes of peripheral blood. Lab. Invest. **15** (1966), 455.

[183] TARANTA, A., G. CUPPARI, F. QUAGLIATA: Dissociation of hemolytic and lymphocyte-transforming activities of streptolysin S preparations. J. exp. Med. **129** (1969), 605.

[184] TERASAKI, P. J., M. MANDELL, J. VAN DE WATER, T. S. EDGINTON: Human blood lymphocyte cytotoxity reactions with allogenic antisera. Ann. N.Y. Acad. Sci. **120** (1964), 322.

[185] THOR, D. E., S. DRAY: The cell-migration-inhibition correlate of delayed hypersensitivity. J. Immunol. **101** (1968), 469.

[186] THOR, D. E., S. DRAY: A correlate of human delayed hypersensitivity: Specific inhibition of capillary tube migration of sensitized human lymph node cells by tuberculin and histoplasmin. J. Immunol. **101** (1968), 51.

[187] THOR, D. E., R. E. JUREZIZ, S. R. VEACH, S. DRAY: Cell migration inhibition factor released by antigen from human peripheral lymphocytes. Nature (London) **219** (1968), 755.

[188] Tormey, D. C., R. Kamin, H. H. Fudenberg: Quantitative studies of phytohemagglutinin-induced DNA- and RNA-synthesis in normal and a-gamma-globulinemic leucocytes. J. exp. Med. **125** (1967), 863.
[189] Waldorf, D. S., J. N. Seagren, J. R. Trautman, J. B. Block: Impaired delayed hypersensitivity in patients with lepromatous leprosy. Lancet **1966/II**, 773.
[190] Waldorf, D. S., R. F. Wilkens, J. L. Decier: Impaired delayed hypersensitivity in an aging population. J. Amer. med. Assoc. **203** (1968), 831.
[191] Walsh, P., P. Meurer, M. Egan: Detection of immune response against synthetic polymers of amino acids employing the plaque forming cell system. I. Reaction with sheep erythrocytes coated with polymers. J. Immunol. **98** (1967), 344.
[192] Weber, T., C. T. Nordman, R. Gräsbeck: Separation of lymphocyte stimulating and agglutinating activities in phytohaemagglutinin (PHA) from Phaseolus vulgaris. Scand. J. Haematol. **4** (1967), 77.
[193] Wilms, K., W. Wilmanns: Enzymatische Untersuchungen der DNS-Synthese in Phytohämagglutinin-stimulierten Lymphozytenkulturen. Klin. Wschr. **47** (1969), 39.
[194] Winkelstein, A., C. G. Craddock: Comparative response of normal human thymus and lymph node cells to phytohemagglutinin in culture. Blood **29** (1967), 594.
[195] Witkowski, R.: Ein neuer Lymphozytentest auf Kontakt- und bakterielle Allergie. Dermatol. Wschr. **152** (1966), 1062.
[196] Witten, T. A., W. L. Wang, M. Killian: Reaction of lymphocytes with purified protein derivative conjugated with fluorescin. Science **142** (1963), 596.
[197] Wolf-Jürgensen, P.: Normal lymphocyte transfer in man. Lancet **1964/II**, 388.

3

ERGEBNISSE DER FUNKTIONSPRÜFUNG DES LYMPHATISCHEN SYSTEMS

3.1. Untersuchungen zur Lymphozytenfunktion bei Gesunden

Bei gesunden Erwachsenen ist mit einem hohen Prozentsatz stimulierter Lymphozyten nach PHA-Zusatz zu rechnen. Da eine gewisse Beeinflussung der Resultate durch Unterschiede der Lymphozytenkulturtechnik stattfindet, ist es im allgemeinen üblich, eigene Normwerte in Parallele zu den Untersuchungen pathologischer Zustände aufzustellen. Auch eine unterschiedliche Wirksamkeit des verwendeten PHA und der PHA-Dosis kommt als Ursache für abweichende Ergebnisse in Betracht. In Tabelle 3.1. sind die prozentualen Transformationswerte von gesunden Probanden verschiedener Autoren aus der Literatur sowie unsere eigenen Ergebnisse zusammengestellt. Unseren Normwerten liegen 133 Lymphozytenkulturen von 54 gesunden Probanden zu Grunde. Es handelt sich um 14 weibliche und 40 männliche Probanden. Das mittlere Alter betrug $35^1/_2$ Jahre (19—60 Jahre).

Tabelle 3.1. Angaben aus der Literatur über die Lymphozytentransformation bei Gesunden nach Stimulierung mit PHA

Autor	Zahl der Untersuchten	Prozentuale Ly.-Transformation	
		Mittelwert	Variationsbreite
ASTALDI [15]	26	68,8	
BERNARD [26]	13	30,8	22—50
ELVES [66]	36	70	45—86
HERSH [119]	35		58—85
HIRSCHHORN [123]	8		85—95
HOLM [126]	5	74	64—82
OPPENHEIM [183]	14	82	70—91
PAPPAS [187]	17		50—80

Autor	Zahl der Untersuchten	Prozentuale Ly.-Transformation	
		Mittelwert	Variationsbreite
PATRUCCO [189]	10	76,5	67–84
PÖSSNEROVA [197]	6	76,7	69–92
QUAGLINO [200]	6	74	63–84
SCHREK [232]	29	70	
[233]	35	68,8	
SCHWENKE [235]	35	80	71–91
THOMAS [252]	31	80,7	64–92
WINTER [264]	9	31,8	24–35
YOFFEY [268]	8	65	
HEINE	54	82	51–94

Neben der Stimulierung mit dem Mitogen PHA führten wir parallele Untersuchungen mit Streptolysin O (SLO) und Tuberkulin (PPD) durch. Die Ergebnisse waren wie folgt:

Tabelle 3.2. Lymphozytentransformation in % bei gesunden Erwachsenen nach Stimulierung mit

	PHA	SLO	PPD
Mittelwert	82	34	15
Variationsbreite	51–94	1–89	0–68

Die Einzelwerte sind in Abbildung 3.1. dargestellt.
LING und HUSBAND [160] sahen nur eine geringe Lymphozytentransformation von 1,5% nach Stimulierung mit SLO. KY [147] untersuchte an 44 Patienten die Zusammenhänge zwischen der Kutanreaktion auf Streptokokkenantigen der Gruppe A und der Lymphozytentransformation in vitro. Er fand eine positive Korrelation. Die prozentualenTransformationswerte betrugen bei Patienten mit einer Streptokokkenallergie 16% ± 11%, bei Gesunden mit positivem Hauttest 8,5% ± 11% und bei Probanden mit negativem Hauttest 1,7% ± 8,5%. LEVENTHAL [156] fand eine Transformation von 2–47% bei Gesunden (im Mittel 16%), und LING [160] gibt Werte zwischen 4–30% an.

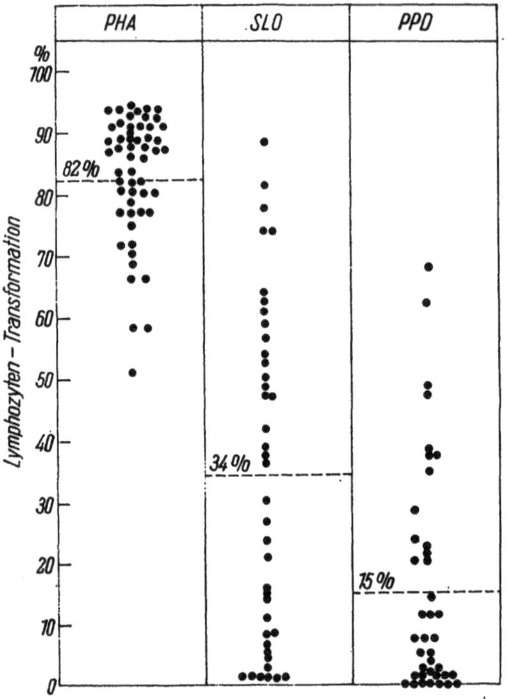

Abb. 3.1. Lymphozytentransformation bei gesunden Erwachsenen nach Stimulierung mit Phytohaemagglutinin, Streptolysin 0 bzw. Tuberkulin (PPD)

In eigenen Untersuchungen [104, 107] über Antistreptolysintiter und Lymphozytentransformation nach SLO-Stimulierung konnten wir keine sichere Beziehung zwischen der humoralen und zellulären Reaktion nachweisen (Abb. 3.2.).
Über Ergebnisse einer Stimulierung von Lymphozyten Gesunder mit Tuberkulin (PPD) berichtet Oppenheim [183] sowie Hinz [120]. Oppenheim stellte bei positivem Tuberkulin-Hauttest an 14 Probanden eine mittlere Transformation

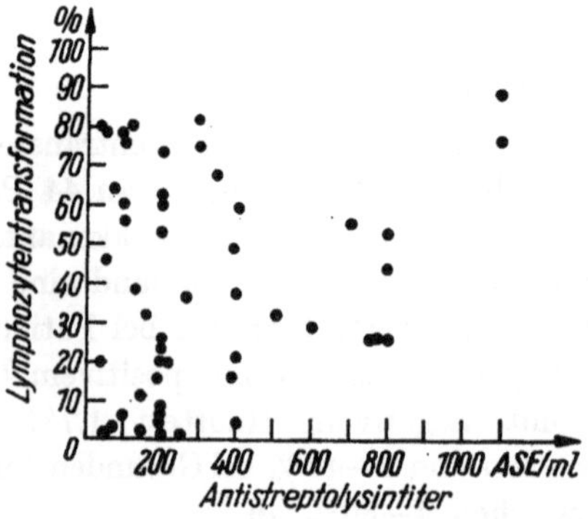

Abb. 3.2. Darstellung der Lymphozytentransformationswerte nach Stimulierung mit Streptolysin 0 und der Antistreptolysintiter der entsprechenden Lymphozytenspender. Eine zahlenmäßige Beziehung der in vitro transformierten Lymphozyten zu der Höhe der Antistreptolysintiter ließ sich nicht nachweisen

von 22% (12—44%) und bei negativem Hauttest an 2 Probanden eine Transformation von 2,8% (1,6—4%) fest. HINZ untersuchte Lymphozytenkulturen von 29 Probanden in Parallele zum Tuberkulin-Hauttest und fand Transformationsraten zwischen 1 und 20% (im Mittel 10%) bei deutlicher Korrelation der Werte mit der Stärke der Hautreaktion.

3.1.1. Lymphozytenfunktion in Abhängigkeit vom Alter

Bei reifen und unreifen Neugeborenen wurde bereits eine normale [159, 193] oder leicht herabgesetzte [21, 134] Lymphozytentransformationsquote nach Stimulierung mit PHA festgestellt. Auch spezifische Antigene führen schon bei Feten zur Lymphozytentransformation, sofern eine intrauterine Sensibilisierung stattgefunden hat.
Kinder und Jugendliche weisen ebenfalls eine normale PHA-Stimulierbarkeit der Lymphozyten auf. Von AURICH [20] werden für die Altersgruppe <1 Jahr 73,3 ± 14,7%, für die Altersgruppe 1—7 Jahre 61,9 ± 24,8% und für die Altersgruppe >7 Jahre 69,1 ± 15,4% transformierte Lymphozyten nach PHA-Stimulierung angegeben.
Im höheren Alter konnten wir ein geringes Nachlassen der Transformationsfähigkeit nachweisen [108, 110]. Wir untersuchten vergleichsweise die Lymphozytentransformation von je 50 klinisch gesunden Probanden der Altersklassen 21—40 Jahre (mittleres Alter 28 Jahre) und 71 bis 95 Jahre (mittleres Alter 83 Jahre). Die Lymphozytenzahl/μl Blut unterschied sich in den untersuchten Altersgruppen mit Mittelwerten von 1890/μl (Altersgruppe 21 bis 40 Jahre) und 1750/μl (Altersgruppe 71 bis 95 Jahre) nicht signifikant. Der prozentuale Anteil stimulierter Lymphozyten war in der Altersgruppe 71 bis 95 Jahre gegenüber der jugendlichen Kontrollgruppe bei Stimulierung mit allen drei Substanzen PHA, SLO und PPD erniedrigt. Die Mittelwerte verhielten sich wie folgt:

Tabelle 3.3. Mittelwerte der Lymphozytentransformation nach Stimulation mit PHA, SLO und PPD

Altersgruppe	n	PHA	SLO	PPD
21 bis 40 J.	50	83%	36%	16%
71 bis 95 J.	50	72%	20%	7%
86 bis 95 J.	24	66%	17%	5%

Die Einzelwerte sind in der Abb. 3.3. dargestellt. Die Differenz ist nach PHA-Stimulierung mit einer Irrtumswahrscheinlichkeit <0,1% statistisch signifikant, nach SLO-Stimulierung mit einer Irrtumswahrscheinlichkeit <5% nur schwach gesichert und nach PPD-Stimulierung statistisch nicht signifikant. Die Streuung der Einzelwerte ist in den beiden letzten Gruppen naturgemäß groß, da es sich um ein bezüglich des immunologischen Status gemischtes Kollektiv handelt. Hieraus erklärt es sich, daß trotz der relativ größeren Differenzen in den beiden Altersklassen keine bzw. nur schwache Signifikanz vorliegt.

Wählt man aus der Altersgruppe 71—95 Jahre die über 85jährigen Probanden (n = 24) aus, so ist die Tendenz zu einer Verschlechterung der Transformationsfähigkeit der Lymphozyten im Alter noch deutlicher. Die Mittelwerte der Altersgruppe >85 Jahre betrugen 66% nach PHA-, 17% nach SLO- und 5% nach Tuberkulin-Stimulierung (s. Tab. 3.3.).

Die Ergebnisse zeigen, daß Lymphozyten alter Menschen schwächer reagieren. Ihre Lymphozyten sprechen schlechter auf den unspezifischen Reiz des PHA an, und es finden sich im Mittel weniger Lymphozyten, die über ein immunologisches

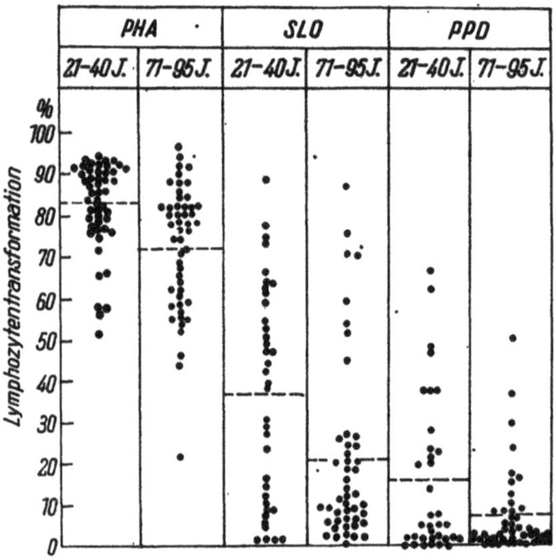

Abb. 3.3. Darstellung der Lymphozytentransformationswerte nach Stimulierung mit Phytohaemagglutinin, Streptolysin 0 bzw. Tuberkulin (PPD) in den Altersgruppen 21—40 Jahre und 71—95 Jahre

Gedächtnis an die Antigene SLO und PPD verfügen. Eine abgeschwächte Reaktion auf PHA im Alter wurde auch von Pisciotta [196a] sowie Riggio [203b] beschrieben. Die Werte lagen in der Altersklasse 18—27 Jahre bei 87,61% ± 8,1 und in der Altersgruppe über 70 Jahre bei 62,32% ± 10,8.

Waldorf [259a] konnte ein deutliches Nachlassen der Reaktionsfähigkeit auf eine DNCB-Sensibilisierung mit zunehmendem Alter nachweisen. Während in der Altersgruppe von 35 bis 69 Jahre 96% der Probanden positiv auf DNCB reagierten, waren es in der Altersgruppe von 70 bis 99 Jahre nur 62% der Untersuchten.

Welche Erklärungsmöglichkeiten könnte es für das Nachlassen der verzögerten Allergie im Alter geben? Bei den Lymphozyten handelt es sich nicht um reife Endzellen, sondern um Zellen in der Interkinese. Die intermitotische Phase kann je nach immunologischem Bedarf unterschiedlich lang sein und entspricht der sogenannten „Lebensdauer“ der Lymphozyten. Es ist bekannt, daß „alte“ Lymphozyten, d. h. Lymphozyten, die einen großen zeitlichen Abstand von der letzten Zellteilung haben, langsamer und schlechter auf einen Stimulus reagieren als junge Zellen, die erst vor kurzer Zeit eine Zellteilung durchgemacht haben. Da Lymphozyten ein erhebliches Alter bis zu mehreren Jahren erreichen können, wäre es vorstellbar, daß alte Menschen über einen größeren Anteil „älterer“ Lymphozyten verfügen als Jugendliche. So wäre der schwächere PHA-Effekt erklärbar. Bezüglich der abgeschwächten Reaktion auf spezifische Antigene (SLO und PPD) ist es denkbar, daß bei einem zeitlich weit zurückliegenden Antigenkontakt die Zahl der gegen dieses Antigen geprägten Zellen im Laufe der Jahre und Jahrzehnte abnimmt, so daß sich auch in der Kultur weniger reaktionsfähige Lymphozyten finden. Ob im Alter eine zahlenmäßige Reduzierung antigenreaktiver Lymphozyten vorliegt oder ob eine abgeschwächte und verzögerte Reaktion der einzelnen Lymphozyten besteht, kann auf Grund der vorliegenden Ergebnisse jedoch nicht geklärt werden.

3.2. Untersuchungen zur Lymphozytenfunktion bei immunoproliferativen Erkrankungen

Als immunoproliferative Erkrankungen werden nach Dameshek [49, 50, 51] Krankheiten mit abnormem, meist generalisiertem Wachstum von Zellen des Immunozytenkomplexes (Zellen des RHS, Lymphozyten und Plasmazellen) definiert, welche häufig mit Fehlleistungen der Immunmechanismen einhergehen. Die häufigsten immunoproliferativen Erkrankungen sind die chronische Lymphadenose, das Lymphosarkom, die Lymphogranulomatose, das Plasmozytom und die Makroglobulinämie (M. Waldenström).
Im folgenden wird anhand von eigenen Untersuchungen und Ergebnissen anderer Autoren über die Lymphozytenfunktion bei vier immunoproliferativen Erkrankungen — chronische lymphatische Leukose (CLL), Lymphogranulomatose (LG), Plasmozytom und Makroglobulinämie Waldenström — berichtet und versucht, bestehende Abweichungen der Reaktionsfähigkeit der Lymphozyten in Beziehung zur möglichen Pathogenese der Krankheit zu setzen.

3.2.1. Chronische lymphatische Leukose (CLL)

Von den meisten Untersuchern wurde eine deutliche Herabsetzung der Lymphozytentransformationsfähigkeit bei PHA-Stimulierung an Patienten mit CLL nachgewiesen. Die Resultate aus der Literatur und die unserer eigenen Untersuchungen sind in Tabelle 3.4. zusammengestellt.
Unsere Ergebnisse beruhen auf der Untersuchung von 33 Patienten mit CLL. 27 Patienten waren Männer und 6 Frauen, von denen zwei eine aleukämische Verlaufsform der Lymphadenose aufwiesen. Das mittlere Alter der Patienten

Tabelle 3.4. Angaben aus der Literatur über die Lymphozytentransformation bei Patienten mit CLL nach Stimulierung mit PHA

Autor	Patienten-Zahl	Lymphozytentransformation in Prozent nach PHA-Stimulierung	
		Mittelwert	Variationsbreite
ASTALDI [15]	10		2—20
BRITTINGER [32, 33]	8	12	1—78
BERNARD [26]	13	5,5	0—23
ELVES [66]	Hypo-γ-Glob. 6		0— 2
	γ-Glob. norm. 15		20—30
	24	32,5	3—80
HIRSCHHORN [123]	2		51—54
HOLM [126]	8	12	8—18
OPPENHEIM [183]	17	17	1—56
PAPPAS [187]	7		0—30
PÖSSNEROVA [147]	18		0—59
QUAGLINO [200]	9		1—25
SAMOILINA [221]	6	3	0— 9
SCHREK [231]	31	29,5	
WINTER [264]	7		0—24
HEINE	unbehandelt 12	12	0—47
	behandelt 26	40	13—81

betrug 54 Jahre (33 bis 79 Jahre). 9 Patienten wurden sofort nach der Diagnosestellung untersucht. Bei den übrigen Patienten betrug die mittlere Krankheitsdauer bis zur Prüfung der Lymphozytentransformation 3 Jahre (1—13 Jahre). 28 Patienten kamen noch unbehandelt zur Untersuchung. 5 waren bereits zu einem früheren Zeitpunkt behandelt worden. Bei 13 Patienten wurden Verlaufsbeobachtungen der Lymphozytentransformation vor und nach Einleitung einer spezifischen Therapie angestellt.

Es wurden die Unterschiede der Transformationswerte zwischen Gesunden, unbehandelten und behandelten CLL-Patienten geprüft. In die Gruppe der Behandelten wurden nur Patienten unmittelbar nach Abschluß einer spezifischen Therapie aufgenommen. Kranke, bei denen vor Monaten oder Jahren eine Behandlung erfolgt war, wurden nicht berücksichtigt. Die Behandlung von 13 Patienten bestand 8mal in Gabe von Zytostatika (Cyclophosphamid in einer Gesamtdosis von 2,2—8 g bei oraler Verabfolgung von 100—200 mg/d), 3mal in einer Röntgenbestrahlung der Milz (Gesamtdosis 200—300 r bei wöchentlicher Applikation von 50 r) und 2mal in Gabe von Corticosteroiden (Prednisolon in einer Gesamtdosis von 0,5 g).

Bei 26 Patienten mit einer leukämischen, noch unbehandelten CLL betrug der Prozentsatz transformierter Lymphozyten nach Stimulierung mit PHA 12%

(0–47%), SLO 6% (0–47%), PPD 3% (0–53%). Die Einzelwerte sind in Abbildung 3.4. dargestellt. Zwei ebenfalls unbehandelte Patienten mit einer aleukämischen CLL zeigten normale Transformationswerte von 80–88% nach Stimulierung mit PHA und wurden bei der Errechnung der Mittelwerte nicht berücksichtigt. 13 Patienten wurden sofort nach Durchführung einer spezifischen Behandlung untersucht. Ihre prozentuale Lymphozytentransformation betrug nach Stimulierung mit PHA 40% (13–81%), SLO 34% (3–84%), PPD 20% (1–85%). Die Einzelwerte zeigt Abb. 3.5.
Die statistische Prüfung ergab im Vergleich zur Normgruppe eine signifikante Herabsetzung der prozentualen Lymphozytentransformation bei Patienten mit unbehandelter CLL sowohl nach Stimulierung mit PHA ($p < 0{,}001$) als auch nach Stimulierung mit SLO ($p < 0{,}001$) und PPD ($p < 0{,}001$).
Nach Durchführung einer spezifischen Therapie kam es zu einem deutlichen Anstieg des prozentualen Anteils transformierter Lymphozyten. Dieser Anstieg war gegenüber der Gruppe unbehandelter Patienten für alle drei Stimulierungsarten signifikant ($p < 0{,}001$). Bei Stimulierung mit den spezifischen Antigenen SLO und PPD wurden nach Behandlung im Mittel etwa die gleichen Transformationswerte erreicht wie bei den Gesunden und es bestand kein signifikanter Unterschied zwischen beiden Gruppen. Dagegen zeigte die Lymphozytentransformation nach PHA-Stimulierung lediglich eine Tendenz zur Normalisierung.
Diese Ergebnisse lassen in erster Linie an einen Zusammenhang zwischen der Lymphozytenzahl im Blut und dem Prozentsatz transformierter Lymphozyten denken, denn unter der Therapie kommt es im allgemeinen zu einem Abfall der Lymphozytenwerte. Wir konnten eine negative Korrelation beider Größen sichern ($p < 0{,}001$), d. h. die prozentualen Transformationswerte sinken mit steigender Lymphozytenzahl im Blut (Abb. 3.6.). Bei der Beurteilung spielt also die Berücksichtigung der Lymphozytenzahl eine wesentliche Rolle. So ergab die Berechnung der absoluten Werte transformierter Lymphozyten gegenüber der alleinigen Betrachtung der Relativwerte interessante Gesichtspunkte [109]. Die absolute Zahl transformierter Lymphozyten errechnet sich aus dem prozentualen Anteil transformierter Lymphozyten in der Kultur und der Lymphozytenzahl/µl Blut.
Bei 26 Patienten mit einer leukämischen noch unbehandelten CLL betrug die absolute Zahl transformierter Lymphozyten nach Stimulierung mit PHA 4460/µl (0–22000/µl), SLO 1720/µl (0–20700/µl), PPD 370/µl (0–2600/µl). Bei den 13 sofort nach einer Behandlung untersuchten CLL-Patienten betrugen die absoluten Transformationswerte nach Stimulierung mit PHA 6500/µl (648–34200/µl), SLO 2800/µl (240–10260/µl), PPD 1250/µl (42–8550/µl). Das bedeutet aber, daß die Werte z. T. über denen gesunder Probanden liegen und der Anstieg nach Therapie in den Absolutwerten nur unwesentlich ist (Abb. 3.5.).
Zur besseren Übersicht sind die Mittelwerte der absoluten und relativen Transformationswerte bei CLL-Patienten vor und nach Behandlung, sowie von Gesunden und die Ergebnisse der statistischen Prüfung der Unterschiede zwischen diesen drei Gruppen in Tabelle 3.5. zusammengefaßt.

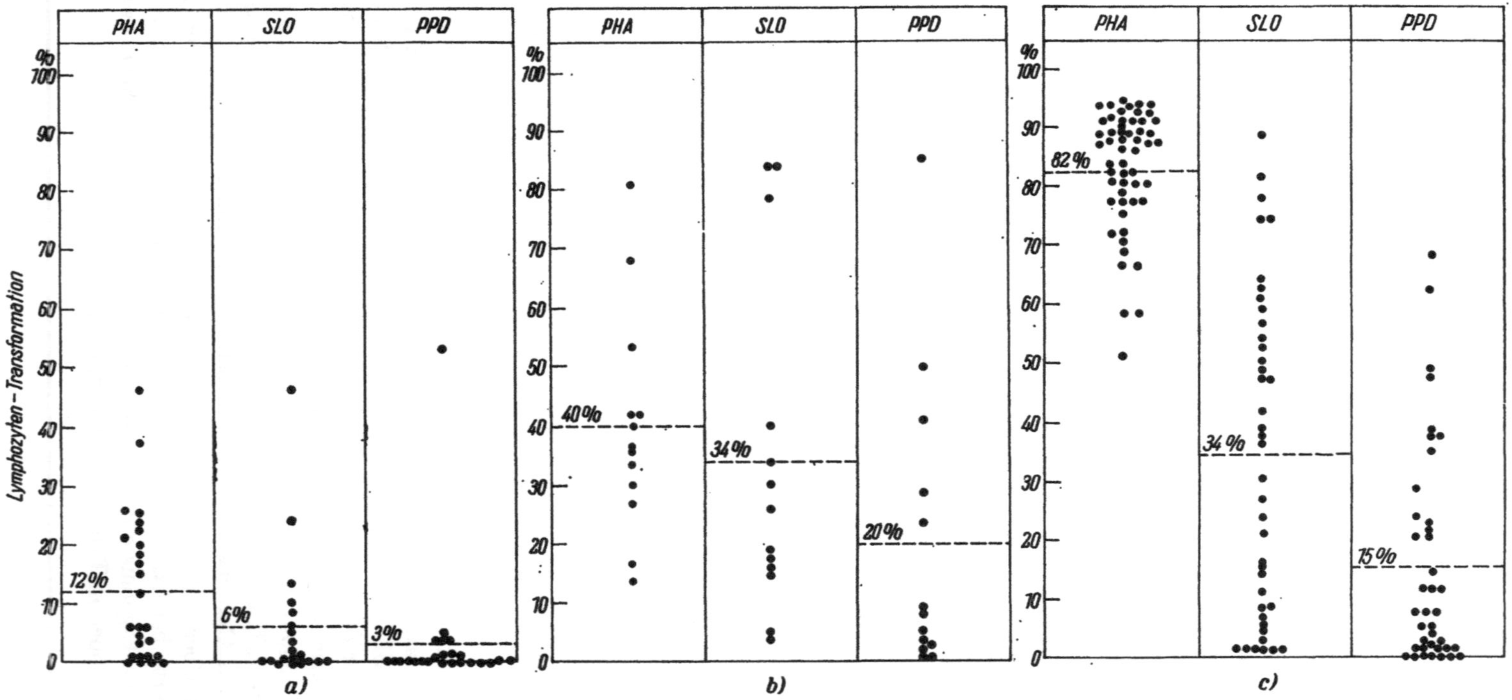

Abb. 3.4. Prozentuale Lymphozytentransformation nach Stimulierung mit Phytohaemagglutinin, Streptolysin 0 und Tuberkulin (PPD) bei unbehandelten (a) und behandelten (b) Patienten mit chronischer lymphatischer Leukose im Vegrleich zu einer gesunden Kontrollgruppe (c)

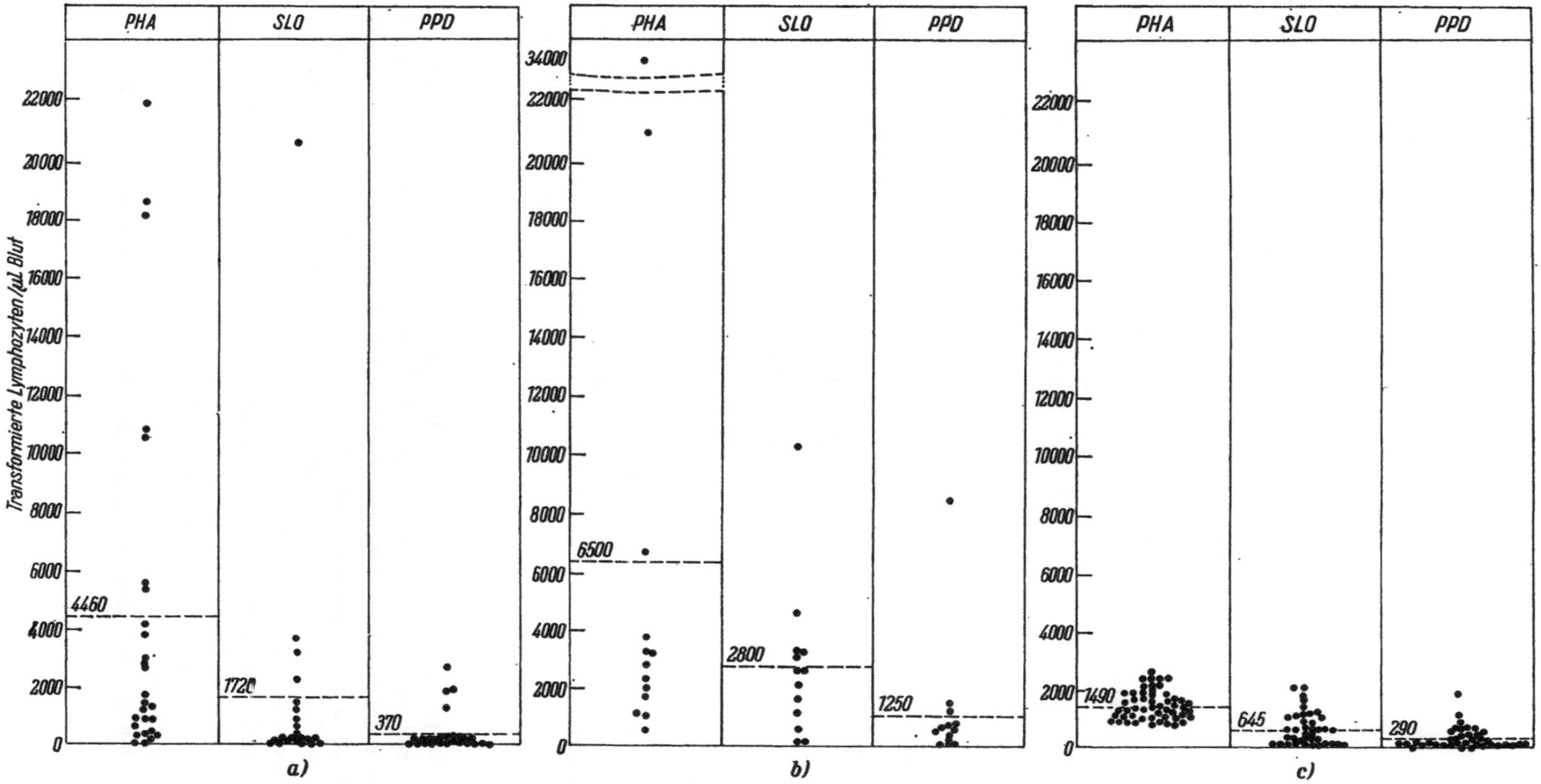

Abb. 3.5. Absolute Lymphozytentransformationswerte nach Stimulierung mit Phytohaemagglutinin, Streptolysin 0 und Tuberkulin (PPD) bei unbehandelten (a) und behandelten (b) Patienten mit chronischer lymphatischer Leukose im Vergleich zu einer gesunden Kontrollgruppe (c)

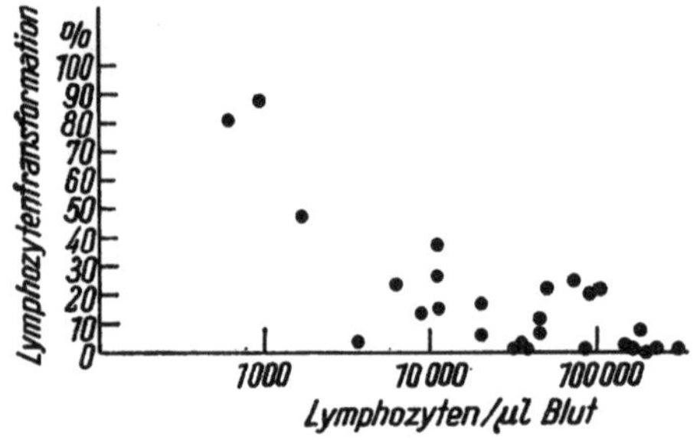

Abb. 3.6. Darstellung der Korrelation zwischen der prozentualen Lymphozytentransformation nach Stimulierung mit Phytohaemagglutinin und der Lymphozytenzahl im peripheren Blut bei Patienten mit chronischer lymphatischer Leukose

Tabelle 3.5. Mittlere Lymphozytentransformation bei Gesunden und Patienten mit CLL (Übersicht und statistische Ergebnisse)

	Lymphozytentransformation nach Stimulierung mit PHA $\bar{x}$	SLO $\bar{x}$	PPD $\bar{x}$
a) Prozentuale Transformationswerte			
Normgruppe	82	34	15
	$p < 0{,}001$	$p < 0{,}001$	$p < 0{,}001$
CLL unbehandelt	12	6	3
	$p < 0{,}001$	$p < 0{,}001$	$p < 0{,}001$
CLL nach Therapie	40	34	20
	$p < 0{,}001$	$p > 0{,}05$	$p > 0{,}05$
Normgruppe	82	34	15
b) Absolute Transformationswerte			
Normgruppe	1490	645	290
	$p > 0{,}05$	$p > 0{,}05$	$p > 0{,}05$
CLL unbehandelt	4460	1720	370
	$p > 0{,}05$	$p < 0{,}01$	$p < 0{,}01$
CLL nach Therapie	6500	2800	1250
	$p < 0{,}001$	$p > 0{,}05$	$p > 0{,}05$
Normgruppe	1490	645	290

Anhand der graphischen Darstellung von wiederholten Untersuchungen an 7 Patienten soll die Änderung der PHA-induzierten Lymphozytentransformation nach einer radiologischen oder zytostatischen Behandlung nochmals verdeutlicht werden (Abb. 3.7.—3.13.). Aus den Abbildungen ist ersichtlich, daß es nach der Therapie regelmäßig zu einem Anstieg der prozentualen Transformationswerte kommt. Die absoluten Werte zeigen dagegen nur selten einen stärkeren Anstieg, sondern verhalten sich indifferent oder fallen sogar gegenüber den Anfangswerten ab. Diese Tatsache findet sich in dem nur geringen, nicht signifikanten Anstieg des Mittelwertes nach Therapie bestätigt (Tabelle 3.5.).
Unsere prozentualen Transformationswerte befinden sich in guter Übereinstimmung mit den in der Literatur angegebenen niedrigen Werten (s. Tab. 3.4.).

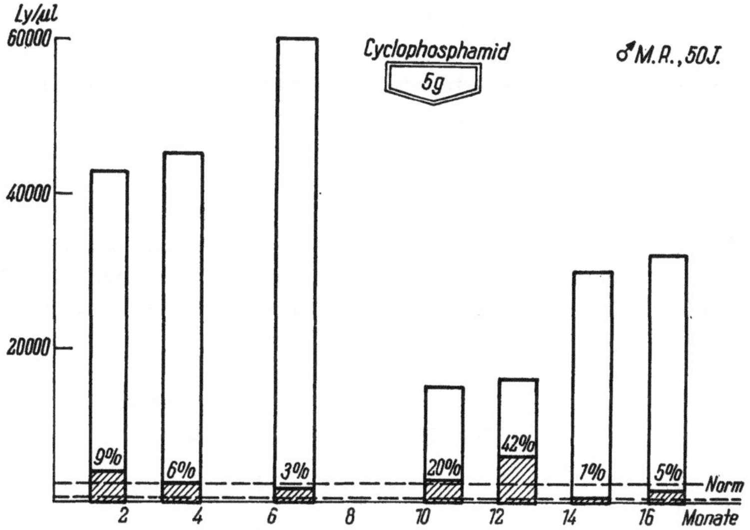

Abb. 3.7. Einfluß einer oralen Cyclophosphamidbehandlung auf die Lymphozytentransformation bei chronischer lymphatischer Leukose nach Stimulierung mit Phytohaemagglutinin. Während die prozentualen Transformationswerte um das Mehrfache ansteigen, zeigen die absoluten Transformationswerte keine nennenswerten Änderungen
Schraffierte Säulen-Transformationswerte/µl Blut. Weiße Säulen-Lymphozytenwerte/µl Blut. Der Normbereich der Lymphozytentransformation bei Gesunden ist durch gestrichelte Linien gekennzeichnet. Die Prozentzahlen beziehen sich auf die Transformationswerte/µl Blut (schraffierte Säulen)

Auch wir fanden eine deutliche Herabsetzung des relativen Anteils transformierter Lymphozyten. Die Berechnung der absoluten Werte führte jedoch zu einem ganz anderen Bild. Die Zahl transformierter Lymphozyten ist im Mittel bei der CLL nicht nur nicht herabgesetzt, sondern sogar gegenüber der Norm erhöht. Der Mittelwert sagt hier allerdings weniger aus als die Betrachtung der Einzelwerte (Abb. 3.5.). Diese zeigen, daß ein Großteil der Werte im Normbereich, ein anderer Teil darunter und ein weiterer Teil wesentlich über der Norm liegt. Gerade bei hochleukämischen Lymphadenoseformen mit niedrigen prozentualen Transformationswerten finden sich oft stark erhöhte Absolutwerte.
Die Meinung über den Einfluß einer Therapie auf die Lymphozytentransformation ist in der Literatur nicht einheitlich. Astaldi [12, 13, 16] stellte übereinstimmend mit unseren Ergebnissen fest, daß eine Röntgenbestrahlung der Milz bei Patienten mit CLL zu einer Besserung der relativen Transformationswerte führt. Nach Beendigung der Bestrahlung kam es bei den 4 von ihm untersuchten Patienten rasch wieder zu einer Verschlechterung der Transformationsfähigkeit. Bei der Beurteilung der Auswirkung einer Röntgenbestrahlung auf die Lymphozytentransformation ist es jedoch von Wert, auch die absoluten Transformations-

werte zu beachten, wie dies am Beispiel unserer drei Milzbestrahlten Patienten ersichtlich ist (Abb. 3.8., 3.10., 3.13.). Diese zeigen, daß es 2mal trotz deutlichen Anstiegs der Prozentwerte tatsächlich zu einer eindeutigen Verminderung der absoluten Zahl transformierter Lymphozyten kam. Der dritte Patient dagegen zeigte ein stetiges Ansteigen der absoluten Transformationswerte noch acht Monate nach Abschluß der Bestrahlung. Bei diesen Unterschieden handelt es sich nicht um eine Folge der Röntgendosis, die mit 200—320 r im wesentlichen gleich war. Eher scheint der initiale Lymphozytenwert und die Stärke der Lymphozytensenkung ausschlaggebend zu sein. Bei einem Lymphozytenabfall im Blut unter einen bestimmten Wert kommt es zu einer Verschlechterung der absoluten Zahl transformierter Lymphozyten nach PHA-Stimulierung, trotzdem die prozentualen Transformationswerte ansteigen und eine Besserung vortäuschen.

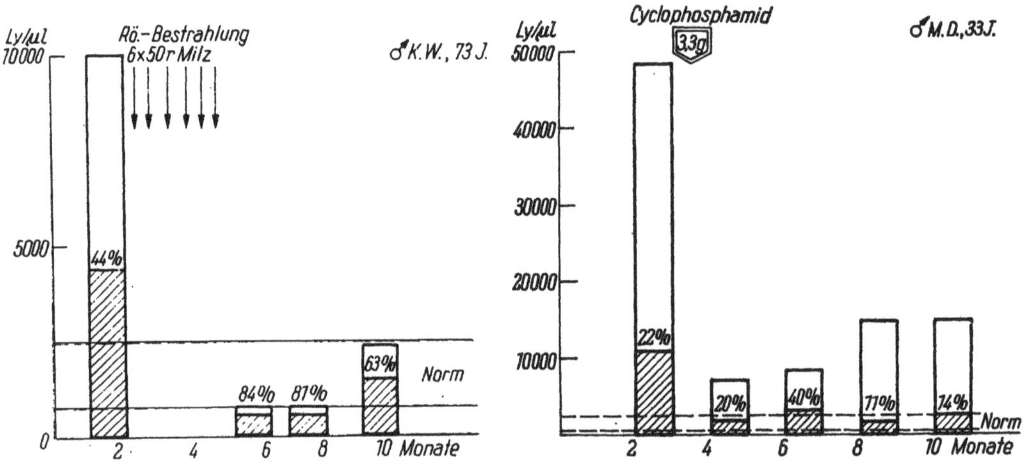

Abb. 3.8. und 3.9. Einfluß einer Röntgenbestrahlung der Milz bzw. einer Cyclophosphamidbehandlung auf die Lymphozytentransformation bei chronischer lymphatischer Leukose nach Stimulierung mit Phytohaemagglutinin. In beiden Fällen kommt es zu einem Absinken der absoluten Transformationswerte bei Anstieg der Prozentwerte (Legende siehe Abb. 3.7.)

Aus unseren Untersuchungen an Milz-bestrahlten CLL-Patienten lassen sich folgende Schlußfolgerungen ziehen: 1. Die Verbesserung der prozentualen Lymphozytentransformation ist ein Ausdruck dafür, daß mehr funktionsuntüchtige als funktionstüchtige Lymphozyten durch die Bestrahlung vernichtet werden. 2. Bei Unterschreitung eines kritischen Lymphozytenwertes kann es jedoch zu einer vermehrten Zerstörung auch der vorhandenen funktionstüchtigen Lymphozyten kommen, wodurch möglicherweise eine Verschlechterung der Immunitätslage des Kranken herbeigeführt wird.

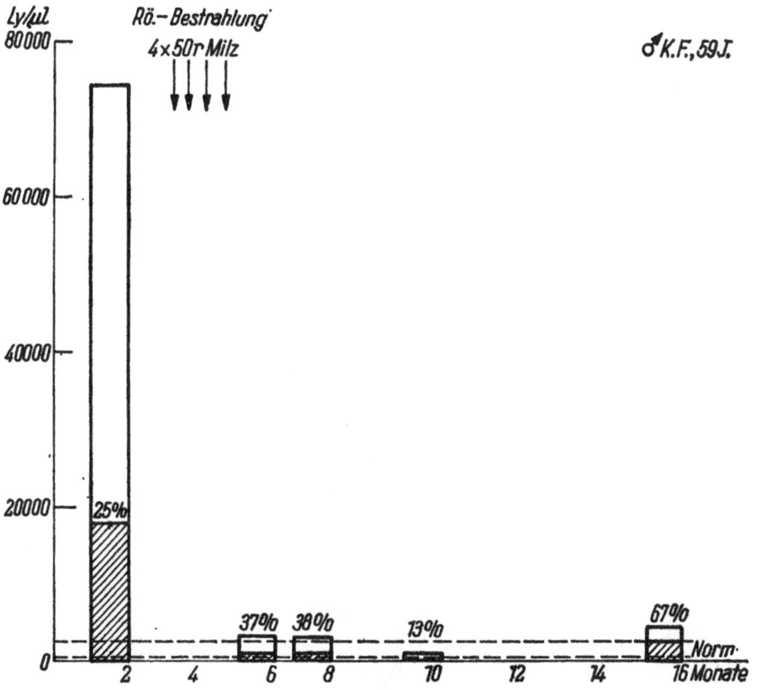

Abb. 3.10. Einfluß einer Röntgenbestrahlung der Milz auf die Lymphozytentransformation bei chronischer lymphatischer Leukose nach Stimulierung mit Phytohaemagglutinin. Trotz deutlichem Anstieg der Prozentwerte kommt es zu einer Reduktion der absoluten Transformationswerte (Legende siehe Abb. 3.7.)

Über systematische Untersuchungen nach zytostatischer oder Corticoid-Therapie wird im Schrifttum kaum berichtet. ASTALDI [17] führt an, daß er bei einem CLL-Patienten nach Behandlung mit Chlorambucil trotz Lymphozytensenkung keinen Anstieg der Prozentwerte transformierter Lymphozyten beobachten konnte.
Verschiedene Autoren teilten dagegen ihre Patienten in behandelte und unbehandelte Fälle ein [17, 197, 235, 264]. Die so erhaltenen Resultate sind widersprüchlich. Während SHARMAN [235] sowie ASTALDI [17] keine deutliche Differenz zwischen den beiden Gruppen fanden, stellten PÖSSNEROVA [197] und WINTER [269] eine schlechtere Transformationsfähigkeit in der behandelten Gruppe fest. Wir fanden regelmäßig einen Anstieg der Relativwerte im Anschluß an eine Behandlung, während die Absolutwerte nur geringe Änderungen aufwiesen.
Für die widersprüchlichen Ergebnisse der Literatur kommen mehrere Ursachen in Betracht: 1. Es wurden keine wiederholten Untersuchungen am gleichen Patienten durchgeführt. Infolge der großen Streuung der Transformationswerte bei der CLL könnte andernfalls nur bei sehr großer Fallzahl der Unterschied deutlich werden. 2. Der Zeitpunkt der Therapie wurde nicht berücksichtigt. Wie aus unseren Ergebnissen und den Untersuchungen ASTALDIS [13, 16] deutlich

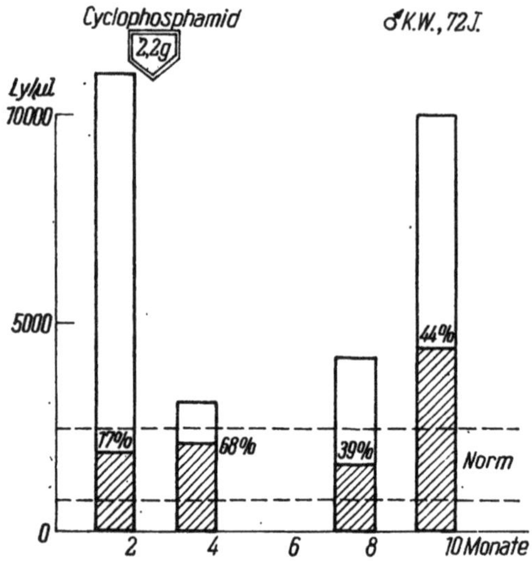

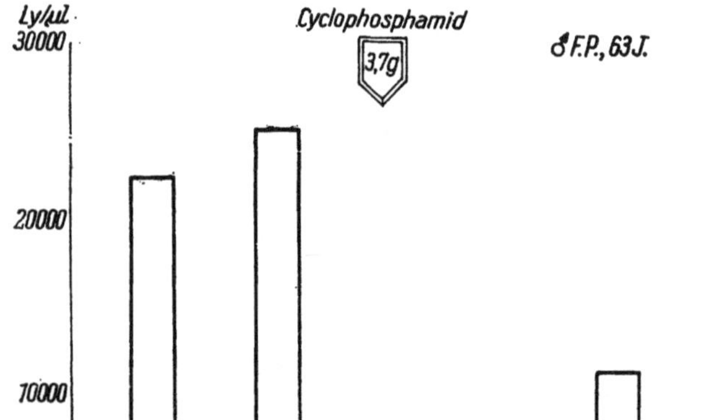

Abb. 3.11. und 3.12. Einfluß einer oralen Cyclophosphamidbehandlung auf die Lymphozytentransformation bei chronischer lymphatischer Leukose nach Stimulierung mit Phytohaemagglutinin. In beiden Fällen steigen die absoluten und relativen Transformationswerte an (Legende siehe Abb. 3.7.)

wird, sind die relativen Transformationswerte oft nur kurze Zeit nach der Therapie besser, um dann wieder abzusinken. 3. Die behandelten CLL-Patienten stellen meist bereits eine negative Auswahl dar, da im allgemeinen eine Lymphadenose erst bei Dekompensationserscheinungen wie Anämie, Thrombozytopenie oder

Splenomegalie einer Behandlung unterzogen wird. Diese Patienten zeigen von vornherein schlechtere Ausgangswerte als Patienten im kompensierten Frühstadium der Krankheit, besonders in den prozentualen Transformationswerten. 4. Die absoluten Zahlen transformierter Lymphozyten wurden nicht berücksichtigt. Die Prozentwerte täuschen aber gerade bei den sehr unterschiedlichen Lymphozytenwerten im Blut CLL-Kranker fälschlich niedrige Ergebnisse vor.

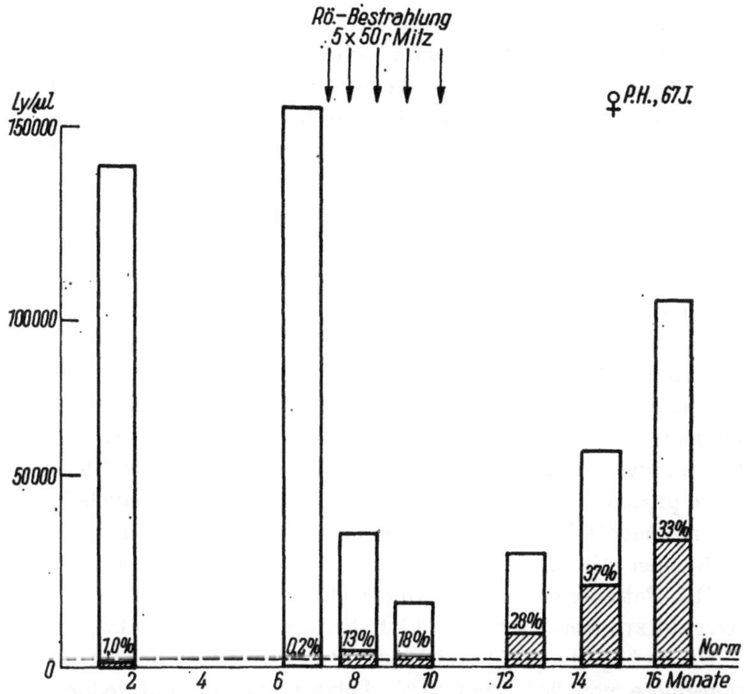

Abb. 3.13. Einfluß einer Röntgenbestrahlung der Milz auf die Lymphozytentransformation bei chronischer lymphatischer Leukose nach Stimulierung mit Phytohaemagglutinin. Es kommt zu einem Ansteigen der absoluten und relativen Transformationswerte (Legende siehe Abb. 3.7.)

Einige Autoren versuchten Zusammenhänge zwischen der Lymphozytenzahl im Blut und der prozentualen Umwandlungsfähigkeit der Lymphozyten bei CLL aufzudecken. Sharman [235] untersuchte an 33 CLL-Patienten den H^3-Thymidin Einbau nach PHA-Stimulierung und stellte eine negative Beziehung zur Lymphozytenzahl im peripheren Blut fest. Schrek [232], Bernard [26] und Oppenheim [183] fanden ebenfalls bei Patienten mit sehr hohen Lymphozytenzahlen die relativen Transformationswerte nach PHA-Zusatz deutlich niedriger als bei Patienten mit niedrigen Lymphozytenwerten. Astaldi [17] konnte dagegen keine Abhängigkeit zwischen der Lymphozytenzahl und dem Blastenanteil in der Kultur erkennen.

An unserem Material ließ sich eine negative Korrelation zwischen den Lymphozytenwerten des Blutes und den prozentualen Transformationswerten sichern (Abb. 3.6.). Dies besagt jedoch nur, daß mit steigender Lymphozytenzahl die nicht stimulierbaren Lymphozyten relativ stärker zunehmen als die noch transformationsfähigen. Eine Abnahme der stimulierbaren Lymphozyten mit steigenden Lymphozytenwerten konnten wir dagegen nicht feststellen, denn es bestand kein gesicherter Zusammenhang zwischen den absoluten Transformationswerten und den Lymphozytenzahlen des Blutes.

SCHREK [232] und ELVES [63] fanden einen signifikanten Unterschied der prozentualen Transformationswerte zwischen Patienten mit normalen und erniedrigten Gammaglobulinwerten, wobei letztere schlechtere relative Transformationswerte aufwiesen. Wir konnten diesen Befund nicht bestätigen und stimmen hierin mit ASTALDI [17] überein. Zwei unserer 6 hypogammaglobulinämischen Patienten mit kurzer Krankheitsdauer von weniger als einem Jahr zeigten nach PHA-Stimulierung eine relativ gute Transformation von 37% und 20% mit ebenfalls nicht erniedrigten Absolutwerten von 4070 und 1870/µl. Wir glauben nicht, daß ein ursächlicher Zusammenhang zwischen der schlechten Transformationsfähigkeit und den niedrigen Gammaglobulinwerten bei der CLL besteht, da es nicht wenige CLL-Patienten mit ebenso stark gestörter Transformation und erhöhten Gammaglobulinwerten gibt. Wahrscheinlich handelt es sich bei den hypogammaglobulinämischen Patienten der genannten Autoren um fortgeschrittene Krankheitsstadien, die unabhängig von ihren Gammaglobulinwerten eine schlechtere prozentuale Transformation aufweisen, wie dies auch für vier andere von uns untersuchte hypogammaglobulinämische CLL-Patienten zutraf.

Untersuchungen mit einem spezifischen Antigen, und zwar mit Tuberkulin, wurden an CLL-Patienten von OPPENHEIM [183] und HIRSCHHORN [123] durchgeführt. OPPENHEIM berichtet über 17 Patienten mit einer mittleren Transformationsquote von 8% (0—27%) und HIRSCHHORN über 2 Patienten mit einer Transformationsquote von 24% und 21%. Letztere Werte sind jedoch nur bedingt verwertbar, da eine sehr hohe „Spontantransformation" von über 20% vorlag und die PPD-stimulierten Kulturen sich somit von den unstimulierten nicht unterschieden. Gerade die Stimulierung mit spezifischen Antigenen scheint nach unseren Ergebnissen einige Besonderheiten aufzudecken: 1. Die prozentualen Transformationswerte nach Stimulierung mit spezifischen Antigenen waren bei Patienten mit CLL weniger stark herabgesetzt als die Stimulierbarkeit durch PHA. 2. Die prozentuale Transformation auf spezifische Antigene normalisierte sich nach Therapie vorübergehend vollkommen, während sie auf PHA nur eine teilweise Besserung aufwies. 3. In einzelnen Fällen fanden wir die Transformation auf spezifische Antigene höher als auf PHA (in acht Fällen nach SLO-Stimulierung und 2mal nach PPD-Stimulierung). Die Ursache hierfür kann in der längeren Züchtungsdauer (120 h gegenüber 72 h bei PHA-Stimulierung) liegen, wodurch die Transformation der verzögert reagierenden CLL Lymphozyten besser erfaßt wird.

Welche Bedeutung kommt den beschriebenen Ergebnissen bei der CLL zu? Während man früher eine vermehrte Zellproliferation als Ursache für die Lymphozytenvermehrung bei der CLL annahm, ist die Proliferation im Gegenteil reduziert [251, 256]. Die Vermehrung der Lymphozyten beruht auf ihrer verlängerten Lebensdauer, welche durch die Funktionsuntüchtigkeit, d. h. durch die immunologische Inkompetenz der Lymphozyten bedingt ist [51, 78, 271]. Beim Gesunden ist die Lymphozyten-Lebensdauer durch die Erfüllung ihrer immunologischen Funktion begrenzt. Bei der CLL kommt es zur Anhäufung immunologisch inkompetenter, d. h. nicht zur Verwendung kommender Zellen. Die immunologische Inkompetenz kann in vitro durch das Unvermögen, auf einen Antigenstimulus zu reagieren, demonstriert werden.

Dameshek [51] stellte die Hypothese auf, daß es sich bei der CLL um die Vermehrung eines falschen, immunologisch inkompetenten, evtl. bereits genetisch determinierten Zellklones handele, der durch Akkumulation allmählich zahlenmäßig so stark wird, daß er die normalen Lymphozyten verdrängt. Es käme dann zum völligen Versagen des lymphatischen Systems. Demnach würden normale und leukämische Lymphozyten im Sinne eines Mosaiks nebeneinander existieren. Auch aus unseren Untersuchungen geht hervor, daß normal reagierende und nicht reagierende Zellen nebeneinander vorkommen. Darüber hinaus zeigen die Zahlen aber, daß die transformierten Lymphozyten sowohl auf unspezifischen als auch auf spezifischen Antigenreiz mitunter stark vermehrt sind. Diese Tatsache spricht gegen die Hypothese der Anhäufung eines von vornherein immunologisch inkompetenten Zellklones. Es sei denn, man nimmt an, daß infolge Vermehrung pathologischer, für den Organismus als fremd erkennbarer Lymphozyten, die Abwehrleistung des verbliebenen normalen lymphatischen Gewebes so angekurbelt wird, daß es zu einer reaktiven Vermehrung der immunkompetenten Lymphozyten führt. Da man den Lymphozyten die Funktion der Tumorabwehr im Sinne einer host-versus-graft-Reaktion zuschreibt, wäre dies vorstellbar. Eine Vermehrung auch der reaktionsfähigen Lymphozyten kann aber ebenso durch das Vorliegen einer einheitlichen Lymphozytenpopulation erklärt werden, innerhalb welcher es zu einem fortschreitenden Verlust der Transformationsfähigkeit kommt. Neuere Untersuchungen von Rubin und Havemann [94, 95, 215] bestätigten die Hypothese einer einheitlichen Lymphozytenpopulation bei der CLL. Sie fanden mit fortschreitender Krankheit eine zunehmende Verzögerung der DNS-, RNS- und Proteinsynthese nach PHA-Stimulierung, mit einem deutlich verspäteten Gipfel erst am 7. Züchtungstag. Ein zweiter Gipfel zum normalen Zeitpunkt (am 3. Tag) war nicht nachweisbar. Diese Ergebnisse sprechen für das Vorliegen einer einheitlichen, pathologischen Lymphozytenpopulation bei der CLL. Die Ursache für die herabgesetzte und verzögerte Reaktion der CLL-Lymphozyten liegt möglicherweise in einem Mangel an lysosomalen Enzymen (saure Phosphatase und β-Glukuronidase) oder einer gestörten Verfügbarkeit dieser Enzyme in den CLL-Lymphozyten [32, 33].

3.2.2. Lymphogranulomatose (LG)

Eine Minderwertigkeit der Allergie vom verzögerten Typ bei M. Hodgkin ist seit langem bekannt [2, 225, 226, 261]. Die Erklärung und Bewertung dieses immunologischen Defekts ist jedoch nicht einheitlich. Es besteht ein enger Zusammenhang zwischen der immunologischen Störung und dem Funktionszustand des lymphatischen Systems bei der LG [2, 3, 4, 5, 6, 7, 171]. Zahlreiche Fragen sind jedoch unbeantwortet: Ist der immunologische Defekt Ursache oder Folge der Erkrankung? Ist die herabgesetzte Fähigkeit zur Spätreaktion auf qualitative oder quantitative Schäden am lymphatischen System zurückzuführen? Wenn ein qualitativer Schaden vorliegt, betrifft dieser die gesamte Lymphozytenpopulation oder gibt es bei der LG funktionell verschiedene Lymphozytenarten, die unterschiedlich an der Krankheit beteiligt sind? Dies sind offene Probleme, die trotz zahlreicher Bemühungen bis heute nicht endgültig geklärt werden konnten [7, 35, 38, 171]. Es soll versucht werden, anhand der Ergebnisse des Lymphozytentransformationstests zu diesen Fragen Stellung zu nehmen.

Wir untersuchten den Lymphozytentransformationstest in autologem Plasma an 25 Patienten (11 Frauen und 14 Männer) mit Lymphogranulomatose aller Krankheitsstadien. Die Stadieneinteilung erfolgte nach den 1965 auf dem Hodgkin-Symposion festgelegten Kriterien [195]:

Stadium I: Befall einer einzigen Lymphknotenregion (I) oder nur eines extralymphatischen Organs oder Lokalisation (L_E).

Stadium II: Befall von zwei oder mehr Lymphknotenregionen auf der gleichen Seite des Zwerchfells (II) oder lokalisierter Befall eines extralymphatischen Organs oder Lokalisation und Befall von einer oder mehreren Lymphknotenregionen auf der gleichen Seite des Zwerchfells $II_{(E)}$.

Stadium III: Befall von Lymphknotenregionen auf beiden Seiten des Zwerchfells (III), der auch von einem lokalisierten Befall extralymphatischer Organe oder Lokalisationen begleitet sein kann (III_E) oder von einer Beteiligung der Milz (III_S) oder von beiden (III_{SE}).

Stadium IV: Diffuser oder generalisierter Befall von einem oder mehreren extralymphatischen Organen oder Geweben mit oder ohne Lymphknotenbeteiligung. Angabe des Sitzes der Erkrankung.

Bei Durchführung des Lymphozytentransformationstests befanden sich 5 Patienten im Stadium I, 4 Patienten im Stadium II, 11 Patienten im Stadium III und 5 Patienten im Stadium IV. Das mittlere Alter der Patienten betrug 36 Jahre (14—69 Jahre). Die mittlere Krankheitsdauer lag bei $2^1/_4$ Jahr (0—12 Jahre). 14 unserer Patienten wurden vor der Lymphozytentestung bereits mit Cytostatica und/oder Röntgenbestrahlungen behandelt, während 11 noch unbehandelt zur Untersuchung kamen. An 23 Patienten wurden mehrfache Untersuchungen in aktiven und inaktiven Krankheitsphasen bzw. vor und nach einer spezifischen Therapie durchgeführt. Als Zeichen der Krankheitsaktivität wurden in Anlehnung an MOESCHLIN [173] folgende objektive Zeichen gewertet: Beschleunigung der Blutkörperchensenkungsreaktion, Fieber, erhöhte alkalische Granulozytenphosphatase, Gewichtsabnahme, Progredienz der Lymphknotenschwellungen, Milz- oder Lebervergrößerung. Befall von Lunge oder Skelett und Abfall des Serumeisens. Als wichtige subjektive Zeichen dienten uns Angaben über Hautjucken, allgemeine Schwäche sowie Appetitverlust.

Von 4 Lymphogranulomatose-Patienten mit krankheitsbedingtem Pleuraerguß wurden Lymphozytenkulturen auch aus dem Pleuraerguß untersucht.

Die prozentuale Lymphozytentransformation betrug bei den untersuchten LG-Patienten nach Stimulierung mit PHA 72% (34–95%), SLO 35% (1–89%), PPD 8% (0–58%). Die Einzelwerte zeigt die Abbildung 3.14.

Die statistische Prüfung ergab keinen gesicherten Unterschied gegenüber den Werten bei Gesunden. Die Unterteilung der Patienten in zwei Gruppen nach den Krankheitsstadien I + II sowie den Stadien III + IV ergab keinen statistisch gesicherten Unterschied in den Transformationswerten. Auch bei Differen-

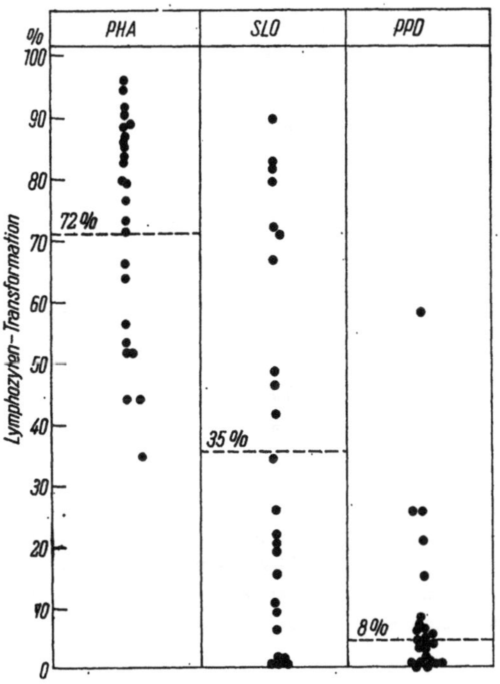

Abb. 3.14. Prozentuale Lymphozytentransformation nach Stimulierung mit Phytohaemagglutinin, Streptolysin 0 und Tuberkulin (PPD) bei Patienten mit Lymphogranulomatose

zierung in behandelte und unbehandelte Patienten lag kein Unterschied vor. Dagegen waren bei Einteilung nach Aktivität des Krankheitsprozesses Unterschiede nach Stimulierung mit SLO und PPD nachweisbar. Ebenso bestand ein deutlicher Unterschied in den absoluten Transformationswerten zwischen Gesunden und Patienten mit LG (Abb. 3.16). Die Untersuchungsergebnisse sind in Tab. 3.6. zusammengefaßt.

Aus dem vorhandenen Material ergab sich die Frage, ob ein Zusammenhang zwischen der beim M. HODGKIN je nach Krankheitsphase mehr oder minder ausgeprägten Lymphozytopenie und einer verminderten Transformationsfähigkeit der Lymphozyten besteht. Anhand von 68 an LG-Patienten durchgeführten PHA-stimulierten Lymphozytenkulturen wurde statistisch geprüft, inwieweit zwischen niedrigen Lymphozytenwerten (unter 500/µl Blut) und geringen Transformationswerten (unter 50%) eine Assoziation bestand. Es ergab sich dabei, daß niedrige Transformationswerte hauptsächlich bei niedrigen Lymphozytenzahlen auftreten ($p < 0,01$).

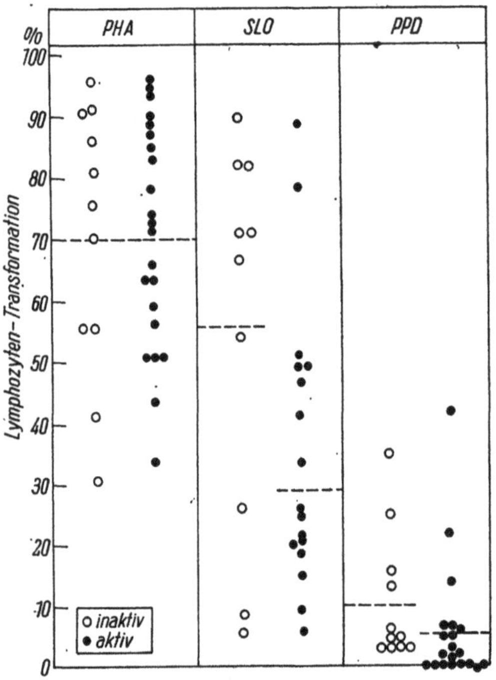

Abb. 3.15. Prozentuale Lymphozytentransformation nach Stimulierung mit Phytohaemagglutinin, Streptolysin 0 und Tuberkulin (PPD) bei Patienten mit Lymphogranulomatose in aktiven (Punkte) und inaktiven (Kreise) Krankheitsphasen

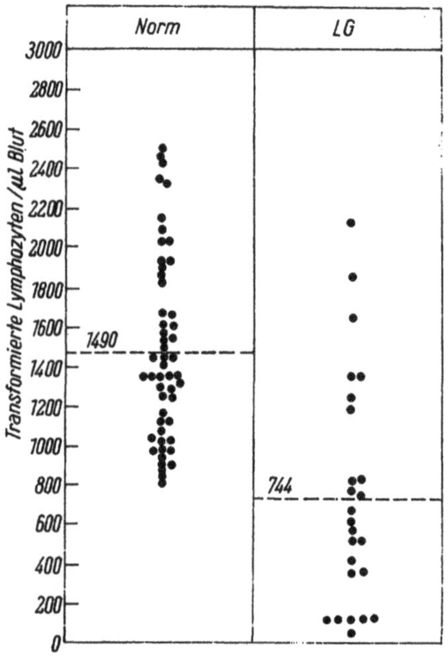

Abb. 3.16. Absolute Lymphozytentransformationswerte nach Stimulierung mit Phytohaemagglutinin bei gesunden Probanden und Patienten mit Lymphogranulomatose

Aufschlußreich waren 5 Experimente an Lymphozyten aus dem Pleuraerguß von 4 LG-Patienten. Es handelte sich um aktive, schon therapieresistente Spätstadien der Krankheit (Stadium IV) mit vorausgegangener zytostatischer und Strahlenbehandlung sowie sehr ausgeprägter Lymphozytopenie. Die Lymphozyten aus dem Pleuraerguß zeigten in allen 5 Versuchen hohe prozentuale Transformationswerte zwischen 61 und 94% nach Stimulierung mit PHA (Tab. 3.7).

Tabelle 3.6. Mittlere Lymphozytentransformation bei Gesunden und Patienten mit Lymphogranulomatose in verschiedenen Krankheitsphasen (Übersicht und statistischer Vergleich)

	Lymphozytentransformation nach Stimulierung mit PHA $\bar{x}$		SLO $\bar{x}$		PPD $\bar{x}$	
a) Prozentuale Transformationswerte						
Normgruppe	82	$p > 0,05$	34	$p > 0,05$	15	$p > 0,05$
LG	72		35		8	
LG St. I + II	71	$p > 0,05$	42	$p > 0,05$	12	$p < 0,05$
LG St. III + IV	73		31		5	
LG inaktiv	71	$p > 0,05$	56	$p < 0,05$	11	$p < 0,05$
LG aktiv	70		29		6	
LG unbehandelt	68	$p > 0,05$	38	$p > 0,05$	8	$p > 0,05$
LG behandelt	73		38		13	
b) absolute Transformationswerte						
Normgruppe	1490	$p < 0,001$	645	$p > 0,05$	290	$p < 0,01$
LG	744		459		82	
LG St. I + II	760	$p > 0,05$	456	$p > 0,05$	79	$p < 0,05$
LG St. III + IV	726		458		84	
LG inaktiv	880	$p > 0,05$	706	$p < 0,05$	173	$p < 0,01$
LG aktiv	624		312		63	
LG unbehandelt	878	$p > 0,05$	539	$p > 0,05$	58	$p > 0,05$
LG behandelt	612		380		145	

Die guten Ergebnisse aus dem Pleuraerguß können evtl. durch die günstigen Voraussetzungen zur Gewinnung von Lymphozyten erklärt werden. Die Isolierung einer genügenden Zahl von Lymphozyten aus dem Pleuraerguß ist technisch einfach. Dagegen ist bei diesen schwerkranken Patienten die Entnahme größerer Blutmengen meist unmöglich und die Isolierung einer ausreichenden Menge von Lymphozyten aus dem Blut sehr schwierig. Dies kann in einzelnen Fällen zu

Tabelle 3.7. Transformation von Lymphozyten aus dem Pleuraerguß nach PHA-Stimulierung bei Patienten mit M. Hodgkin im Stadium IV

	Lymphozyten-transformation %	Lymphozytenwerte im Blut %	pro µl
1.	94	3	90
2.	61	4	60
3.	61	24	1500
4.	75	6	650

ungünstigen Kultur- und Wachstumsbedingungen führen und die Ergebnisse ungünstig beeinflussen. Andererseits wird von Pappas und Scheuerlen [187a] ein Hemmfaktor im Blutplasma Hodgkin-Kranker angenommen. Das bessere Reaktionsvermögen bei Zusatz von Ergußflüssigkeit zum Züchtungsmedium wäre auch durch das Fehlen eines solchen Hemmfaktors im Pleuraerguß zu erklären.
Wir führten bei allen LG-Patienten den intrakutanen Tuberkulin-Hauttest mit dem gleichen Tuberkulin-Präparat, wie wir es für die Lymphozytenkulturen benutzten, durch und verglichen die Reaktion mit der in vitro-Stimulierung der Lymphozyten. Die Kutanreaktion auf Tuberkulin war bei 8 Patienten negativ, 7 reagierten bei einer Konzentration von 100 TE, 6 bei einer Konzentration von 10 TE und nur 3 bei einer Konzentration von 1 TE. Eine Korrelation zu den absoluten Transformationswerten nach PPD-Stimulierung deutet sich an (Abb. 3.17).
Die Ansichten über die Transformationsfähigkeit der Lymphozyten bei M. Hodgkin sind in der Literatur geteilt (Tab. 3.8.). Die Untersucher, die eine herabge-

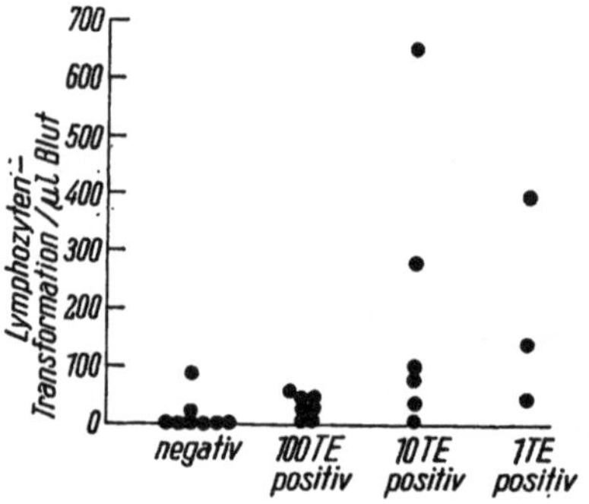

Abb. 3.17. Beziehung zwischen Tuberkulin-Hauttest und Lymphozytentransformation nach Stimulierung mit PPD bei Patienten mit Lymphogranulomatose

Tabelle 3.8. Angaben aus der Literatur über die Lymphozytentransformation bei Patienten mit Lymphogranulomatose nach Stimulierung mit PHA

Autor	Zahl der Untersuchten	Prozentuale Lymphozytentransformation	
		Mittelwert	Variationsbreite
Brittinger [32, 33]	5	35	3—71
Brown [35]	44	49	
Cavallero [41]	13		3—40
Elves [66]	5	63,4	56—70
Havemann [93]	6	43,4 ± 12,9	
Hersh [119]	23	11	0—68
Holm [126)	11	42	18—80
Pappas [187]	7		10—75
Schrek [232]	14	62,5	
Thomas [252]	31	72,8	35—88
Heine	25	72	34—95

setzte Lymphozytentransformation in vitro feststellten, glauben hierin die Ursache für den Verlust der immunologischen Spätreaktion gefunden zu haben [6, 41, 93, 119, 187]. Aus unseren eigenen Versuchen und den Ergebnissen von Schrek [232], Elves [66] sowie Thomas [252] läßt sich diese Schlußfolgerung jedoch nicht ziehen. Wir fanden die Fähigkeit der Lymphozyten, auf Antigenreiz zu reagieren, nur in einzelnen Fällen eingeschränkt. Selbst im Spätstadium mit starker Lymphozytopenie erhielten wir oft normale prozentuale Transformationswerte, z. B. auch an Lymphozyten aus dem Pleuraerguß. Auch die Tatsache, daß Lymphoidzellen im peripheren Blut LG-Kranker häufig, besonders in aktiven Krankheitsphasen, zu finden sind [45, 128a, 245] spricht dafür, daß die Transformationsfähigkeit der Lymphozyten nicht verlorengeht. Es wäre jedoch voreilig, hieraus den Schluß zu ziehen, daß der einzelne Lymphozyt voll funktionstüchtig sei. Es ist durchaus möglich, daß trotz morphologisch nachweisbarer Transformation zum Immunoblasten die Bildung zellständiger Antikörper nicht in der notwendigen Weise durchgeführt werden kann, oder daß die Weiterentwicklung der transformierten Zellen zu funktionstüchtigen Tochterzellen ausbleibt. Von Havemann [93, 95, 96] konnte ein gestörter Nukleinsäurestoffwechsel in Lymphozyten von Hodgkin-Patienten nach PHA-Stimulierung festgestellt werden. Er fand zwei Lymphozytenpopulationen, von denen die eine normal, die zweite jedoch verzögert auf PHA reagierte. Bei letzterer dürfte es sich um die von der Erkrankung betroffenen Lymphozyten handeln. Scheuerlen [226] fand die Immunoblasten von LG-Patienten elektronenmikroskopisch pathologisch verändert. Sie zeigten Vakuolen mit phagozytiertem Material, unregelmäßig gestaltete Zellkerne und ein Fehlen der beim Gesunden vorhandenen rosettenförmig angeordneten RNS-Granula. Brittinger [33] konnte einen verminderten Gehalt an lysosomalen Enzymen (saure Phosphatase und β-Glukuronidase) in stimulierten und unstimulierten Lymphozyten von Patienten mit Lymphogranulomatose nachweisen. All diese Befunde sprechen für eine gestörte Funktion der Lymphozyten bei LG.

Auffallend ist die morphologische Ähnlichkeit der Hodgkin-Zellen mit den transformierten Zellen in der Lymphozytenkultur. Wie wir bereits früher zur Diskussion stellten [243, 244, 245], spricht manches dafür, daß es sich bei den Hodgkin-Zellen um transformierte Lymphozyten mit gestörter Funktion handeln kann. Die Anhäufung dieser Zellen wäre dann als eine Folge der ausbleibenden Weiterdifferenzierung anzusehen (Abb. 3.18.). Trepel und Mitarbeiter [255] konnten eine gegenüber der großen basophilen Lymphknotenzelle um das Doppelte verzögerte DNS-Synthese in den Hodgkin-Zellen nachweisen, was auf einen verlangsamten Teilungsrhythmus dieser Zellen hinweist. Auch nach ihrer Meinung stellen die Hodgkin- und Sternberg-Zellen eine Fehldifferenzierung dar, die nicht mehr in die normale Differenzierungsreihe mündet und dadurch zur „Geschwulst" führt [251, 255]. Havemann [93] hält eine Verwandtschaft der verlangsamt ansprechenden Lymphozytenpopulation mit den Hodgkin-Zellen ebenfalls für möglich.

Wenn es sich bei den Hodgkin-Zellen um nicht weiter entwicklungsfähige „Immunoblasten“ handelt, die keine Effektorzellen mehr bilden können, so könnte hierin eine Ursache für die Lymphozytopenie der Erkrankten liegen. Der häufig zu beobachtende Immundefekt gründete sich demnach sowohl auf eine qualitative als auch auf eine quantitative Schädigung des lymphatischen Systems. Diese Erklärung stimmt mit den deutlich herabgesetzten absoluten Transformationswerten bei unseren LG-Patienten überein. Auch Brown und Mitarbeiter [35]

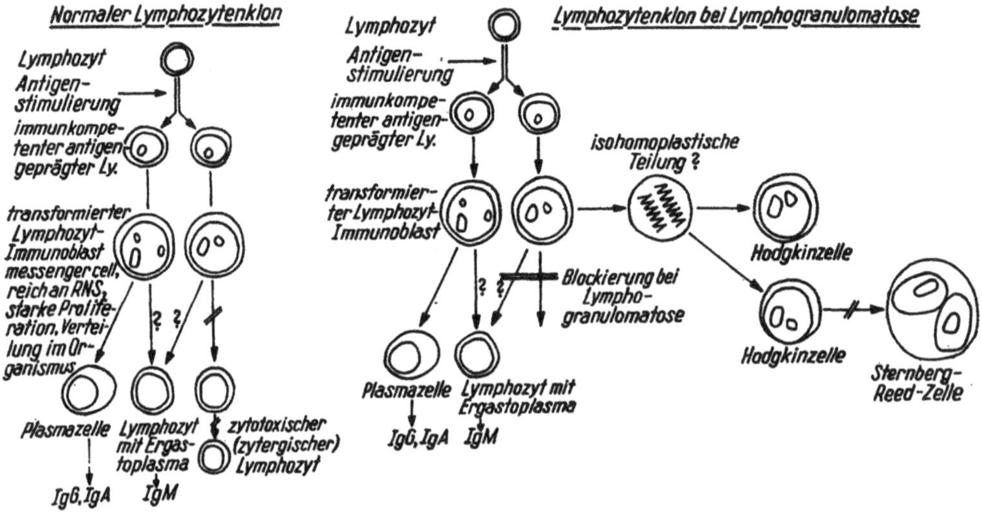

Abb. 3.18. Modell der Verhältnisse der Lymphozytendifferenzierung bei Lymphogranulomatose. Links: normaler Lymphozytenklon. Rechts: Lymphozytenklon bei LG. Die Entwicklung zur Plasmazelle ist ungestört, die zum toxischen Lymphozyten und zum Lymphozyten mit Ergastoplasma aus Immunoblasten ist blockiert. Entwicklung über isohomoplastische Teilung zu Hodgkin- bzw. Sternberg-Reed-Zellen

fanden einen Verlust der Allergie vom verzögerten Typ am häufigsten bei LG-Patienten mit Lymphozytopenie, nicht aber im Frühstadium der Erkrankung. Die an unseren Patienten durchgeführten Tuberkulin-Hautteste weisen ebenfalls auf eine Beziehung zwischen den absoluten Transformationswerten und der kutanen Spätreaktion hin.

3.2.3. Plasmozytom

Beim Plasmozytom handelt es sich um eine monoclinale Vermehrung Paraprotein-produzierender Plasmazellen [129, 188, 260]. Die Abstammung der Plasmazellen von Lymphozyten oder deren Reaktionsformen, den Immunoblasten, wird allgemein angenommen [48, 157, 172]. Die Transformationsfähigkeit der Lymphozyten von Patienten mit Plasmazytom wird von den meisten Autoren normal angegeben. Auch wir fanden an 8 Kranken mit Plasmozytom normale Lymphozytentransformationswerte. Die wichtigsten klinischen Daten dieser Patienten sind in Tabelle 3.9. zusammengefaßt. Die Transformationswerte betrugen nach Stimulierung mit PHA 73% (42—90%), SLO 22% (3—47%), PPD 10% (4—27%). Auch ASTALDI [17] berichtet über hohe Transformationswerte in Lymphozytenkulturen Plasmozytomkranker, ohne Angaben über die Zahl der Untersuchten zu machen. PAPPAS [187] wies bei 6 untersuchten Patienten neben normalen Transformationswerten zweimal eine deutlich verminderte Reaktionsfähigkeit nach.

Tabelle 3.9. Klinische Daten und Lymphozytentransformationswerte bei Patienten mit Plasmozytom

Nr.	Geschlecht	Alter	Krankheitsdauer in J.	Paraprot. Typ	M Gradient relativ %	Gesamteiweiß in g	Therapie	Ly/µl	Lymphozytentransformation in % nach Stimulierung mit PHA	SLO	PPD
1	♂	71	0	yG	y(36)	8,05	keine	2660	76	—	4
2	♀	65	3	yA	ß(50)	8,85	Prednison Cyclophos.	1060	85	36	—
3	♂	60	4	yG	y(44)	10,9	Cyclophos. Rö. Bestr.	238	90	8	3
4	♂	52	1	yA	ß(26)	7,35	keine	2260	81	47	6
5	♂	65	0	yA	ß(31)	8,15	Cyclophos.	1450	75	10	27
6	♂	74	2	yA	ß(53)	9,2	Cyclophos.	620	56	3	—
7	♀	65	4	yG	y(55)	14,08	Cyclophos.	2500	42	27	9
8	♀	44	0	Bence Jones		7,05	Cyclophos. Prednison	2200	79	22	11
Mittelwert								1623	73	22	10

BRITTINGER [32, 33] fand die Transformation unter 3 Plasmozytom-Patienten einmal vergrößert, stets jedoch hohe Transformationswerte von 76—90%. SALMON und FUDENBERG [217] stellten eine herabgesetzte DNS-Synthese in PHA-stimulierten Lymphozyten Plasmozytomkranker fest.
Beim Plasmozytomkranken scheint also nach morphologischen Kriterien die Transformationsfähigkeit der Lymphozyten meist nicht herabgesetzt zu sein. Es gibt jedoch Hinweise für eine Beeinträchtigung der DNS-Synthese in den stimulierten Lymphozyten.

3.2.4. Makroglobulinämie WALDENSTRÖM

Die Makroglobulinämie WALDENSTRÖM ist durch eine lymphoidzellige Infiltration des Knochenmarks und durch Vermehrung der y-M-Globuline charakterisiert. Es kommt in der Regel nicht zu einer stärkeren Ausschwemmung dieser lymphatischen Zellen in das periphere Blut. Ein Zusammenhang zwischen Vermehrung des lymphatischen Gewebes und der Überproduktion von Makroglobulinen wird von den meisten Autoren angenommen [10, 129, 157, 260]. Auch beim Gesunden gelten die Lymphozyten als Hauptproduzenten der Makroglobuline [87].

Von der Morphologie her scheint wegen fehlender Ergastoplasmastrukturen eine Eiweißsekretion durch reife Lymphozyten, wie sie vorwiegend beim M. WALDENSTRÖM vorkommen, allerdings unwahrscheinlich. Man nimmt an, daß die kleinen Lymphozyten bei der Makroglobulinämie noch die Fähigkeit zur Transformation besitzen und die entstehenden unreifen Zellen die y-M-Globulin-Produzenten sein könnten [10]. ZUCKER-FRANKLIN [272] sowie SOLOMON [241] konnten mit der Immunfluoreszenzmethode bei Patienten mit einer Makroglobulinämie Makroglobuline in mittleren und großen Lymphozyten sowie in unreifen, morphologisch zwischen Plasmazellen und Lymphozyten stehenden Zellen, nachweisen. Kleine Lymphozyten dagegen zeigten keine Fluoreszenz. Diese Untersuchungen sprechen dafür, daß die Makroglobuline beim M. WALDENSTRÖM zumindest zum Teil in stimulierten Lymphozyten gebildet werden.

In der Literatur finden sich widersprüchliche Berichte über die Lymphozytentransformation bei Patienten mit M. WALDENSTRÖM. PAPPAS [187] berichtet über 2, ASTALDI [17] über einen und BRITTINGER [32, 33] über 3 Fälle mit normalen Transformationswerten. SALMON und FUDENBERG [217] fanden jedoch die DNS-Synthese in Lymphozyten nach PHA-Stimulierung bei Patienten mit Makroglobulinämie herabgesetzt. HAVEMANN [96] stellte bei einem Teil der Patienten eine normale, bei einem anderen Teil jedoch eine z. T. verzögerte Nukleinsäuresynthese nach PHA-Stimulierung fest. In einer neueren Untersuchung von 11 Patienten mit Makroglobulinämie wies seine Arbeitsgruppe [230] bei Patienten mit normalem peripheren Blutbild eine normale DNS- und RNS-Synthese in der Lymphozytenkultur, bei Patienten mit leukämischer Form der Makroglobulinämie dagegen eine verzögerte und herabgesetzte Reaktion auf PHA nach. SAMOILINA [218] fand bei einer Patientin mit leukämischer Makroglobulinämie (Lymphozyten 15000/µl) eine extreme Verminderung der Transformationsquote auf 4%.

Wir untersuchten den Lymphozytentransformationstest an 4 Patienten mit aleukämischer Form von M. WALDENSTRÖM im Alter von 49 bis 64 Jahren. Die Lymphozytenkulturen wurden sofort nach der Diagnosestellung vor Einleitung einer Therapie angesetzt. Die Lymphozytenstimulierung erfolgte parallel mit PHA, SLO und PPD. Die wichtigsten klinischen Daten der Patienten sind in Tabelle 3.10. zusammengefaßt. Die Lymphozytentransformationswerte lagen bei allen Patienten im Normbereich. Sie betrugen nach Stimulierung mit PHA 65–84% (852–1580/µl), SLO 19–75% (378–1350/µl), PPD 2–33% (43 bis 629/µl). Die Einzelwerte sind aus Tabelle 3.10. ersichtlich.

Da unsere Ergebnisse, wie auch die anderer Autoren, an Lymphozyten aus dem peripheren Blut gewonnen wurden, kann aus ihnen nicht unbedingt auf eine normale Stimulierbarkeit der Lymphozyten in den Geweben geschlossen werden. ASTALDI [17] berichtet jedoch bei seinem Patienten über eine normale Lymphozytentransformation sowohl in der Lymphozytenkultur aus dem peripheren Blut als auch dem Knochenmark.

Beim M. WALDENSTRÖM wurden von verschiedener Seite Chromosomenanomalien beschrieben [25, 29, 58, 117, 196, 237, 242]. Meist handelte es sich dabei um das Vorliegen eines großen Extrachromosoms der Gruppe A. Die anormalen Chromosomenbefunde wurden sowohl in Zellen aus dem Knochenmark als auch an Lymphozyten aus dem peripheren Blut erhoben. Diese Tatsache spricht dafür,

Tabelle 3.10. Klinische Daten und Lymphozytentransformation bei Patienten mit Makroglobulinämie

Nr.	Geschlecht	Alter	Paraprot. Typ	M Gradient relativ %	Gesamteiweiß in g	Therapie	Ly/µl	Lymphozytentransformation in % nach Stimulierung mit		
								PHA	SLO	PPD
1	♂	64	γ_1M	γ (33)	8,05	keine	2170	73	19	2
2	♂	44	γ_1M	γ (30)	8,35	keine	1830	65	75	23
3	♂	64	γ_1M	γ (62)	13,90	keine	1220	71	73	14
4	♂	64	γ_1M	γ (57)	10.13	keine	1840	84	45	33

daß die pathologischen Zellen noch teilungsfähig, d. h. auch transformationsfähig sind und daß eine Zirkulation der pathologischen Zellen im peripheren Blut besteht. Nur die pathologischen Zellen zeigen eine verzögerte bzw. herabgesetzte Reaktion auf PHA, die sich bei geringer Ausschwemmung in das periphere Blut nicht nachweisen läßt, wohl aber bei den leukämischen Formen der Makroglobulinämie.

3.3. Untersuchungen zur Lymphozytenfunktion bei myeloproliferativen Erkrankungen

Der Oberbegriff „myeloproliferative Erkrankungen" umfaßt alle Krankheiten, die mit einer autonomen Vermehrung eines oder mehrerer Zellsysteme des Knochenmarks einhergehen und meist von einer myeloischen Metaplasie in Milz und Leber begleitet sind [47]. Die häufigsten Erkrankungen dieses Formenkreises sind die chronische myeloische Leukose, die Polycythaemia vera und die Osteomyelofibrose. Besonders zwischen den beiden letzteren kommen fließende Übergänge vor.

Trotzdem es sich bei den genannten Erkrankungen scheinbar um eine auf die myeloische Hämatopoese beschränkte Störung handelt, gibt es doch gewisse Hinweise für Abweichungen auch im lymphatischen System. So werden Lymphozytopenien bei manchen myeloproliferativen Erkrankungen relativ häufig beobachtet [124, 194]. Die Ursache hierfür ist noch unklar. Die myeloische Metaplasie in der Milz könnte infolge einer Verdrängung des ortsständigen lymphatischen Gewebes pathogenetisch eine Rolle spielen. Es wird jedoch umgekehrt auch diskutiert, daß die lymphatische Insuffizienz primär vorhanden und auslösender Faktor für die extramedulläre Blutbildung z. B. bei der Osteomyelosklerose ist [144, 145, 146]. In diesem Zusammenhang wird besonders auf den natürlichen Antagonismus zwischen dem myeloischen und lymphatischen System während der embryonalen Blutbildung hingewiesen und an die Möglichkeit eines ähnlichen Verhaltens unter pathologischen Bedingungen im Erwachsenenalter gedacht. Es ist daher interessant, die Lymphozytentransformation an Patienten mit myeloproliferativen Erkrankungen zu untersuchen, um evtl. Funktionsstörungen aufzudecken.

3.3.1. Reifzellige myeloische Leukose (RML)

Angaben über die Lymphozytentransformation bei Patienten mit chronischer Myelose finden sich bei Astaldi [14, 16]. Er berichtet über Lymphozytenstimulierung mit PHA bei 10 Patienten und fand die prozentualen Transformationswerte gegenüber der Norm nicht herabgesetzt. Über die Lymphozytenzahl im Blut seiner Patienten finden sich keine Angaben. Die von uns untersuchten 16 Kranken mit RML hatten trotz durchgeführter zytostatischer Therapie und bestehenden Milztumors, der allerdings in keinem Fall exzessiv war, meist normale absolute Lymphozytenwerte. Nur in 2 Fällen bestand eine Lymphozytopenie von 600/μl. Auch Storti und Mauri [247] sowie Perlick [194] fanden bei der RML keine Erniedrigung der absoluten Lymphozytenwerte im Blut.
In unsere Untersuchungsserie wurden keine Spätstadien der Myelose und insbesondere keine Patienten im Blastenschub aufgenommen. Wir untersuchten den Lymphozytentransformationstest an 16 Patienten mit einer RML (10 Frauen und 6 Männer). Das mittlere Alter der Patienten betrug 48 Jahre (24—62 Jahre), und die Krankheitsdauer lag zwischen 0 bis 3 Jahren (im Mittel 1 Jahr und 4 Monate). Ein Patient war noch unbehandelt, alle anderen befanden sich in einer Remissionsphase der Krankheit nach einmaliger oder mehrmaliger Behandlung mit Busulfan. Die Gesamtdosis lag zwischen 140 und 730 mg. Bei 10 Patienten wurde die Lymphozytenuntersuchung der zytostatischen Behandlung direkt angeschlossen, bei den übrigen lag die Behandlung 1 bis 12 Monate zurück. Der Myeloblastenanteil im Blut betrug bei allen Kranken weniger als 1%. Die Lymphozytenstimulierung erfolgte parallel mit PHA, SLO und PPD. Die prozentuale Lymphozytentransformation betrug nach Stimulierung mit PHA 76% (42—93%), SLO 29% (2—53%), PPD 11% (0—58%). Die Einzelwerte sind in Abbildung 3.19. dargestellt. Die statistische Prüfung ergab keine Unterschiede im Vergleich mit der gesunden Kontrollgruppe.
Die Aussage über eine normale Lymphozytentransformation bei nicht reduzierten Lymphozytenwerten im Blut bezieht sich in unserem Untersuchungsmaterial nur auf relativ frühe Krankheitsstadien. Die normale Lymphozytentransforma-

tion spricht dafür, daß bei der RML keine primäre Insuffizienz des lymphatischen Systems vorliegt. Es kann jedoch nicht ausgeschlossen werden, daß es in fortgeschrittenen Stadien, sei es durch Verdrängung des lymphatischen Gewebes in der Milz oder auch durch ausgedehntere zytostatische und radiologische Therapie, zu einer Schädigung kommen kann. Für eine immunologische Abwehrschwäche, besonders im Spätstadium, könnte die in einer früheren Untersuchung nachgewiesene relativ hohe Koinzidenz von RML und Zoster sprechen [100].

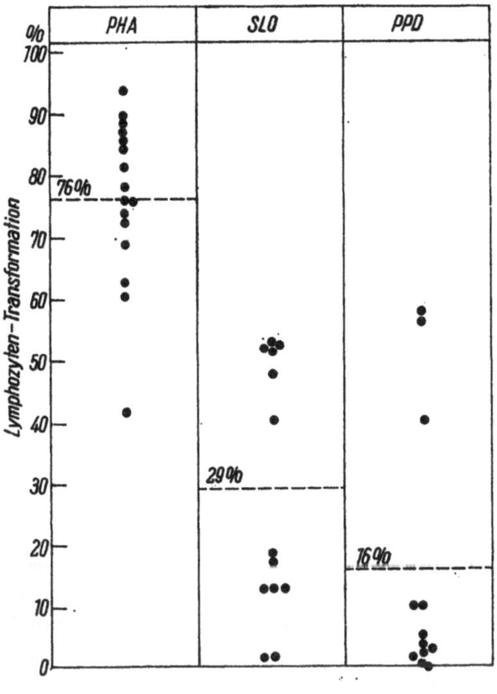

Abb. 3.19. Prozentuale Lymphozytentransformation nach Stimulierung mit Phytohaemagglutinin, Streptolysin 0 und Tuberkulin (PPD) bei Patienten mit reifzelliger myeloischer Leukose

3.3.2. Polyocythaemia vera

Über die Lymphozytentransformation bei Polyzythämie sind uns aus der Literatur keine Untersuchungen bekannt. Lediglich PEGRUM [192] untersuchte die H^3-Thymidin-Inkorporation in Leukozytenkulturen von 3 Patienten mit Polyzythämie nach PHA-Zusatz. Die Auswertung erfolgte jedoch nicht im Hinblick auf die Lymphozyten, sondern auf die gesamte Leukozytenpopulation ohne Differenzierung der einzelnen Zellen. Wir untersuchten 42 Lymphozytenkulturen von 15 Patienten mit Polyzythämie (7 Frauen und 8 Männer). Das mittlere Alter der Patienten betrug 55 Jahre (28 bis 71 Jahre), die mittlere Krankheitsdauer 4 Jahre (0 bis 14 Jahre). Nur zwei Patienten waren unbehandelt, wogegen bei drei Kranken bereits eine einmalige und bei 10 Patienten eine wiederholte (bis achtmalige) Behandlung mit Radiophosphor erfolgt war. Die Einzeldosis von P^{32} lag zwischen 4 und 6,8 mC, die höchste Gesamtdosis betrug bei einem Patienten 58,5 mC. Der zeitliche Abstand zwischen der letzten Radiophosphorbehandlung und der Lymphozytenuntersuchung lag zwischen einem Monat und drei Jahren, im Mittel bei einem Jahr.

Die prozentuale Lymphozytentransformation betrug nach Stimulierung mit PHA 75% (42–96%), SLO 30% (2–81%), PPD 11% (0–69%). Die Einzelwerte sind in Abbildung 3.20. dargestellt. Die Werte waren gegenüber gesunden Kontrollpersonen nicht herabgesetzt. Unsere Ergebnisse sprechen für eine normale Transformationsfähigkeit der einzelnen Lymphozyten bei Erniedrigung der

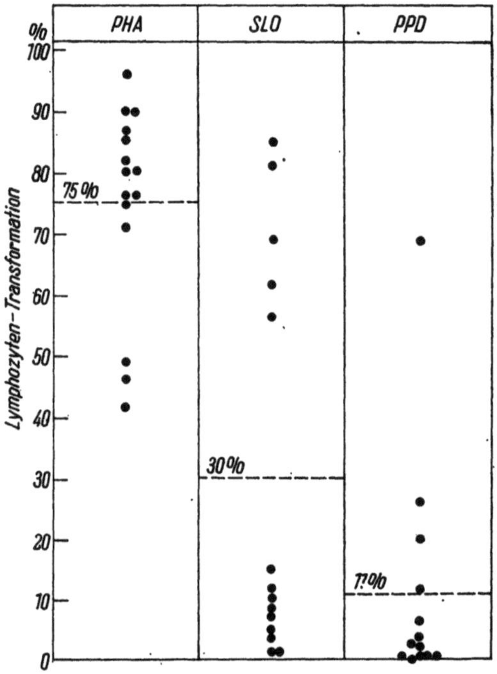

Abb. 3.20. Prozentuale Lymphozytentransformation nach Stimulierung mit Phytohaemagglutinin, Streptolysin 0 und Tuberkulin (PPD) bei Patienten mit Polycythaemia vera

Lymphozytenzahl. Sie betrug im peripheren Blut bei 8 unserer Patienten weniger als 1000/μl. Auch PERLICK [194] berichtet über niedrige Lymphozytenwerte bei der Polyzythämie. Die Lymphozytopenie könnte bei unseren Patienten Folge der durchgeführten Radiophosphorbehandlung sein. Eine Schädigung des lymphatischen Systems durch P^{32} scheint wegen der Speicherung des Radiophosphors gerade auch in Lymphknoten und Milz und auf Grund der hohen Strahlenempfindlichkeit dieser Gewebe durchaus möglich. Allerdings bestand bei unseren 15 Patienten 5mal bereits vor der P^{32}-Behandlung eine Lymphozytopenie unter 1000/μl. Die mittlere Lymphozytenzahl unserer Patienten lag vor Therapiebeginn bei 1360/µl, d. h. an der unteren Normgrenze, und sank nach Behandlung auf 1070/µl. Diese Befunde lassen daran denken, daß die Lymphozytopenie bei der Polyzythämie nicht nur eine Therapiefolge, sondern ein Bestandteil der Krankheit ist.

3.3.3. Osteomyelosklerose (OMS)

Über die Lymphozytentransformation bei OMS wurde bisher nur wenig veröffentlicht. PAPPAS [187] berichtete über die Lymphozytentransformation von 2 Patienten mit OMS. Er stellte normale prozentuale Transformationswerte nach Stimulierung mit PHA fest. Wir untersuchten den Lymphozytentransformationstest an 6 Patienten mit OMS. Das Alter der Patienten lag zwischen 45 und 68 Jahren. Die Krankheitsdauer betrug 0 bis 9 Jahre. 4 Patienten waren unbehandelt, bei einem lag die Behandlung 5 Jahre zurück. Ein Patient erhielt eine Cyclophosphamid-Stoßbehandlung von insgesamt 7 g. Die wichtigsten klinischen Daten der Patienten sind in Tabelle 3.11. zusammengefaßt. Bei 5 Patienten fanden sich normale prozentuale Transformationswerte nach PHA-Stimulierung. Nur in einem Fall war der Wert mit 35% deutlich erniedrigt. Die Mittelwerte nach SLO- und PPD-Stimulierung lagen ebenfalls im Normbereich. Die Ergebnisse der Lymphozytentransformation der einzelnen Patienten sind aus Tabelle 3.11. ersichtlich.

Tabelle 3.11. Klinische Daten und Lymphozytentransformation bei Patienten mit Osteomyelosklerose

Nr.	Geschlecht	Alter	Krankheitsdauer in J.	Therapie	Ly/µl Blut	Lymphozytentransformation in % nach Stimulierung mit PHA	SLO	PPD
1	♀	52	7	Milz 350 r P^{32} 5,89 mC vor 5 u. 7 J.	1750	35	75	8
2	♀	61	8	keine	864	93	9	0,4
3	♂	60	9	Cyclophosphamid 7 g	170	64	56	86
4	♂	68	4	keine	1530	78	—	27
5	♀	45	4	keine	1170	52	50	14
6	♂	63	0	keine	430	56	2	5
Mittelwert					985	61	38	23

Interessant ist die analog zur Polyzythämie auch bei der OMS nachweisbare Verminderung der Lymphozytenzahl im peripheren Blut auf 985/µl im Mittel. Während man bei der Polyzythämie einen ursächlichen Zusammenhang mit der P^{32}-Behandlung in Erwägung ziehen kann, besteht bei unseren Patienten mit

OMS hierfür kein Anhalt. Die meisten Patienten waren unbehandelt und nur in einem Fall war ein zeitlicher Zusammenhang mit einer Cyclophosphamid-Behandlung gegeben. Bei allen Patienten war der Milztumor als Ausdruck der myeloischen Metaplasie erheblich. Hierdurch könnte es zu einer Verdrängung des lymphatischen Gewebes gekommen sein [210]. Andererseits wird, wie bereits eingangs erwähnt, auch eine primäre Schädigung des lymphatischen Gewebes der Milz als Ursache der myeloischen Metaplasie diskutiert. Entgegen der Ansicht, daß es sich bei der myeloischen Metaplasie der OMS um einen Kompensationsmechanismus handelt, glauben ROHR [211] und KUNZ [144, 145, 146] eher an eine die Milz und das Knochenmark in gleicher Weise betreffende Erkrankung, die in beiden Organen entsprechend der ihnen innewohnenden Potenzen verschiedene Auswirkungen hat: Im Knochenmark kommt es infolge Proliferation der Fibroblasten zu einer Fibrosierung und in der Milz zu einem Rückfall in das embryonale Stadium der extramedullären Blutbildung.
Aus unseren Ergebnissen geht hervor, daß eine lymphatische Insuffizienz bei der OMS tatsächlich vorzuliegen scheint, die nicht als Auswirkung einer zytostatischen Therapie gedeutet werden kann. Es ist möglich, daß die Befunde bei dem sehr verwandten Krankheitsbild der Polyzythämie in ähnlicher Richtung zu interpretieren sind.

3.4. Untersuchungen zur Lymphozytenfunktion bei Infektionen

Bei der Abwehr der verschiedensten Infektionen sowohl durch Viren, Bakterien als auch Pilze spielt das lymphatische System eine wichtige Rolle. Häufig treten dabei als Ausdruck einer vermehrten Aktivität des lymphatischen Systems Lymphoidzellen im peripheren Blut auf. Am bekanntesten ist diese Reaktion bei der infektiösen Mononukleose, deutlich jedoch auch bei Rubeolen, Virushepatitis und Tuberkulose. In Tabelle 3.12. sind die Infektionskrankheiten, welche mit einer vermehrten Lymphoidzellreaktion im peripheren Blut einhergehen, zusammengestellt.

Tabelle 3.12. Infektionskrankheiten mit Vermehrung der Lymphoidzellen im peripheren Blut (nach GLADE (83))

Infektiöse Mononukleose	Herpes simplex
Akute Virushepatitis	Influenza
Infektion mit Zytomegalie Virus	Unspezifische Respirationskrankheiten durch Adenoviren, Rhinoviren, Reoviren
Infektiöse Lymphozytose	Keuchhusten
Primär atypische Pneumonie	Brucellose
Röteln	Tuberkulose
Masern	Rickettsiosen
Mumps	Toxoplasmose
Pocken	
Windpocken	
Herpes Zoster	

Führt man den Lymphozyten eines Patienten nach durchgemachter Infektion das entsprechende Antigen in vitro zu, so reagiert ein Teil der Lymphozyten mit blastoider Transformation. Es handelt sich dabei um eine anamnestische Reaktion auf das Antigen, mit dem die Lymphozyten sensibilisiert wurden. Die Reaktion auf unspezifische Mitogene, z. B. PHA, wurde bei Infektionen während akuter Krankheitsphasen zum Teil herabgesetzt gefunden.

3.4.1. Röteln

Olsen [182] sowie Montgomery [174] fanden eine stark herabgesetzte Reaktion auf PHA bei Lymphozyten von an Röteln erkrankten Neugeborenen. Sie deuten die Befunde als Ausdruck eines Virusbefalls des lymphatischen Systems des Embryo.

3.4.2. Infektiöse Mononukleose

Während der akuten Krankheitsphase verhalten sich Lymphozyten aus dem peripheren Blut in vitro auch ohne Zusatz eines Stimulanz wie stimulierte Lymphozyten, d. h. sie zeigen als Ausdruck der Proliferation zahlreiche Mitosen und eine gesteigerte RNS-Synthese [191, 214]. Die stimulierten Lymphozyten (Lymphoidzellen) der infektiösen Mononukleose und die PHA-stimulierten Lymphozyten Gesunder ähneln sich in ihrer Ultrastruktur [130] und in ihrem zytochemischen Verhalten [229]. Brittinger [32, 33] konnte in der akuten Krankheitsphase bei zwei Patienten durch PHA keine Transformation erzielen, während bei einem Patienten in einer späteren Krankheitsphase die Transformation normal war.
Aus dem Blut von Patienten mit infektiöser Mononukleose ist es wiederholt gelungen, Lymphozyten-Langzeitkulturen anzulegen, was mit Lymphozyten Gesunder in der Regel nicht möglich ist [57, 81, 82, 83, 118, 198]. In diesen Lymphozytenkulturen ließ sich stets ein Befall mit Epstein-Barr-Virus nachweisen [57] und es wird angenommen, daß das Vorhandensein eines Virus in den Lymphozyten Voraussetzung für die Langzeitkultur ist. So gelang es auch bei anderen Virusinfektionen Lymphozyten-Langzeitkulturen aus dem peripheren Blut anzulegen, wie z. B. bei Virushepatitis, Herpes zoster, Herpes simplex und Mumps [83].

3.4.3. Pocken

Lymphozytenuntersuchungen bei an Pocken Erkrankten sind uns nicht bekannt. Jedoch wurden Untersuchungen an Gesunden nach Pockenimpfung durchgeführt. Elves [61] beschrieb als erster eine Lymphozytentransformation in vitro nach Zusatz von Vakzinia-Vakzine bei gegen Pocken geimpften Probanden. Die Transformationswerte lagen in allen Fällen über 30%. Wie Untersuchungen von SARKANY [220] ergaben, läßt sich die Reaktion der Lymphozyten auf Pockenvakzine in vitro zwei Wochen nach der Impfung erfassen. Die Transformationsrate nimmt dann über weitere zwei Wochen zu und fällt danach wieder ab. Nach BARTOSZEWICZ [24] sollen die durch Pocken-Vakzine-Zusatz transformierten Lymphozyten stärker ausgeprägtes endoplasmatisches Retikulum und Golgiapparat aufweisen, als durch Phytohämagglutinin-Zusatz transformierte Lymphozyten. Dies wird als Hinweis auf eine stärkere Antikörperproduktion in den Lymphozyten gewertet.

3.4.4. Influenza

In eigenen Untersuchungen [108, 110] fanden wir 4—8 Wochen nach Immunisierung mit Influenza-Virus-Adsorbat-Impfstoff der Stämme A_2 Erlabrunn, A_2 Hongkong und B einen Anstieg der Lymphozytentransformationswerte in vitro nach Zusatz des Impfstoffes zur Lymphozytenkultur. Die Untersuchungen erfolgten vor der ersten Hongkong-Grippe-Epidemie in der DDR im Jahre 1969. Der Anstieg der Transformationswerte nach der Impfung war allerdings nur bei Probanden in jugendlichem Alter von 21 bis 40 Jahre deutlich und lag hier im Mittel bei 5%. In der Altersklasse 71 bis 95 Jahre blieben die Transformationswerte auch nach der Impfung auf den niedrigen Ausgangswerten. Wir werteten dies als Hinweis auf eine gewisse Immuninsuffizienz im höheren Lebensalter.
Die Ergebnisse der Untersuchungen sind in Abbildung 3.21. dargestellt.

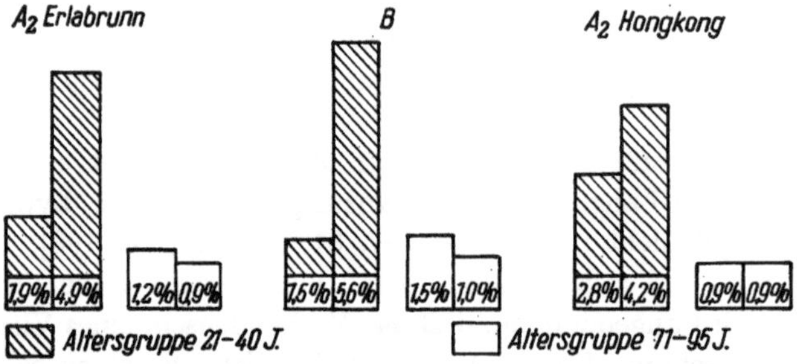

Abb. 3.21. Mittlere Lymphozytentransformationswerte vor und nach Impfung gegen Influenza Stamm A_2 Erlabrunn, B und A_2 Hongkong bei jungen und alten Probanden

3.4.5. Rezidivierende Aphthen

Die Pathogenese der rezidivierenden Aphten ist noch ungeklärt. DAN [53] stellte eine gegenüber Gesunden erhöhte Lymphozytentransformation bei Patienten mit Aphthen nach Stimulierung mit Herpesvirus homines-Antigen und Adenovirus Typ 1-Antigen fest. Dies wird als Hinweis auf die Virusgenese der Krankheit gewertet.

Lehner [151] konnte eine Lymphozytenstimulierung durch Zusatz von Homogenaten aus embryonaler Mundschleimhaut bei 10 von 19 Patienten und bei Zusatz von Homogenaten aus Haut bei 5 von 17 Patienten mit rezidivierenden Aphthen nachweisen. Er hält daher eine Autoimmunreaktion als Krankheitsursache für möglich.

3.4.6. Pertussis

Lischka [162] konnte bei Zusatz von Pertussis-Adsorbat-Impfstoff zur Lymphozytenkultur eine signifikant höhere Transformationsrate bei 10 Probanden mit Pertussisanamnese feststellen, als bei 5 Personen ohne erinnerliche Erkrankung. Die Transformationsrate betrug bei durchgemachter Erkrankung im Mittel 54% und bei stummer Anamnese 35%. Früher wurde bereits von Elves [61] sowie Hirschhorn [121, 122] eine Lymphozytentransformation durch Pertussisvakzine an einem kleinen Untersuchungsgut beschrieben.

3.4.7. Syphilis

Lazzaro [150] und Saputpo [219] beschrieben als erste eine Lymphozytentransformation bei Zusatz einer Spirochätensuspension zu Lymphozytenkulturen von Patienten mit Syphilis. Auch Heitmann [113, 114] konnte bei Patienten mit Lues II unter Zusatz von abgetöteten Treponemata pallida Lymphozytentransformationswerte von 6—10% in der Kultur beobachten. Er fand zellständige Immunglobuline an den transformierten Lymphozyten.

3.4.8. Tuberkulose

Bei der Tuberkuloseabwehr ist die wichtige Rolle der zellgebundenen Immunitätsreaktion seit langem bekannt [56]. Neben der starken Aktivierung des Makrophagensystems läßt sich auch die Sensibilisierung der Lymphozyten durch Tuberkulin gut erfassen. Die Lymphozyten von Patienten, welche eine Tuberkulose durchgemacht haben, reagieren in vitro auf Tuberkulinzusatz mit Transformation [11, 43, 164, 165, 190, 231]. Es konnte eine Korrelation zum Ausfall des Tuberkulin-Hauttests nachgewiesen werden [59, 99, 120, 142, 166]. Die Transformationswerte lagen bei Tuberkulin-negativen Probanden bei 1% und bei Tuberkulin-positiven Probanden bei 8—20%. Ein Hemmeffekt von tuberkulösem Serum auf die Lymphozytentransformation wurde von Heilman [99] und McFarland [166] angenommen, während Hinz [120] keine Hemmung nachweisen konnte.
Auch nach BCG-Impfung wird der Lymphozytentransformationstest mit Tuberkulin positiv und korreliert mit dem BCG-Hauttest [201].

Die Transformationsraten nach PHA-Stimulierung wurden bei aktiver Tuberkulose deutlich höher gefunden als bei Patienten mit inaktiver Tuberkulose und bei Gesunden [73].

3.4.9. Lepra

Untersuchungen an Patienten mit Lepra ergaben Hinweise, daß bei diesen Kranken ein immunologischer Defekt besteht. DIERKS und SHEPARD [59] fanden die Reaktionsfähigkeit der Lymphozyten von Patienten mit M. Leprae sowohl auf PHA als auch auf Tuberkulin und BCG sowie auf einen Extrakt aus Mycobakterium leprae herabgesetzt. Besonders deutlich war die verminderte Reaktionsfähigkeit in aktiven Krankheitsstadien.
Auch von anderen Autoren wurde eine Abschwächung der Allergie vom verzögerten Typ bei lepromatösen Patienten beobachtet. So fanden WALDORF und Mitarbeiter [259] eine herabgesetzte Sensibilisierung mit Dinitrochlorbenzol.

3.4.10. Typhus

RENNER und Mitarbeiter [201 a] untersuchten Lymphozyten von geimpften und nicht geimpften Probanden sowie von Patienten mit Typhusanamnese in der Lymphozytenkultur unter Zusatz von gereinigtem Typhus O-Antigen. Sie fanden eine Lymphozytentransformation ausschließlich bei den parenteral geimpften Probanden, nicht jedoch bei Patienten mit Typhusanamnese oder oraler Impfung. Es wird daher eine lokale Immunität des lymphatischen Gewebes des Magen-Darm-Trakts diskutiert. Auch OPPENHEIM [184] und ELVES [61] konnten eine Lymphozytenstimulierung durch Typhus-Antigen nachweisen.

3.4.11. Tetanus

Mit Tetanusvakzine kann bei Geimpften die Sensibilisierung in vitro durch eine erhöhte Lymphozytentransformation nachgewiesen werden. So fanden ELVES und Mitarbeiter [61] bei 6 Probanden 5mal eine gute Übereinstimmung mit dem immunologischen Status der Probanden, d. h. eine Lymphozytentransformation $>30\%$ bei Geimpften und keine Transformation bei Ungeimpften. In einem Fall bestand eine positive Reaktion bei einem Ungeimpften.

3.4.12. Streptokokkenerkrankungen

Von den zahlreichen Streptokokken-Antigenen wurden am häufigsten Streptolysin S und Streptolysin 0 zur Lymphozytenstimulierung in vitro benutzt. Streptolysin S gilt als ein unspezifisches Mitogen, ähnlich wie PHA. Streptolysin 0 (SLO) dagegen wird von den meisten Autoren als spezifisch

wirksam angesehen. Bei der allgemeinen Durchseuchung mit Streptokokkenerkrankungen reagieren im allgemeinen auch Lymphozyten gesunder Probanden auf SLO. Eine Korrelation zwischen der Lymphozytentransformation in vitro und Antistreptolysintitern konnten wir in einer Untersuchung an 50 gesunden Probanden und Patienten mit rheumatischen Erkrankungen nicht nachweisen (s. Abb. 3.2.) [104, 107]. Dagegen besteht eine Übereinstimmung zwischen der Hautreaktion auf Streptokokken-Antigen und der in vitro Transformation, wie eine umfangreiche Untersuchung von Ky [147] an Patienten mit Streptokokkenerkrankungen und gesunden Probanden ergab. Die Transformationsrate der Patienten mit Streptokokkenerkrankung lag bei 16 ± 11%, bei Gesunden mit positivem Hauttest bei 11 ± 8,5% und bei Gesunden mit negativem Hauttest bei 1,7 ± 8,5%. Verwendet wurde ein von den Autoren selbst hergestelltes Streptokokken-Antigen „Protein M".
Zabriskie und Mitarbeiter [269] untersuchten Patienten mit chronischer Glomerulonephritis. Sie fanden eine erhöhte DNS-Synthese der Lymphozyten nach in vitro Stimulierung mit Zellwand- bzw. Zellmembran Präparationen aus nephritogenen und nicht nephritogenen Stämmen der Streptokokkengruppe A.
Ling [161] fand bei Patienten mit rheumatischem Fieber eine erhöhte Lymphozytentransformation von 10—47% gegenüber 4—30% bei Gesunden nach Stimulierung mit SLO.

3.4.13. Pilzinfektionen

Bei Pilzinfektionen hat sich der Lymphozytentransformationstest als eine zuverlässige diagnostische und differentialdiagnostische Methode erwiesen. Die Lymphozyten erkrankter Personen reagieren jeweils nur auf das krankheitsspezifische Pilzantigen. Untersuchungen mit entsprechend positiven Ergebnissen wurden mit Trichophytin, Candidin und Aspergillin [84], sowie mit Coccidioidin [141, 154] und Histoplasmin [178] durchgeführt.

3.4.14. Mycoplasma pneumoniae-Infektion

Lymphozyten von Patienten mit durchgemachter Mycoplasma pneumoniae-Infektion zeigen in vitro eine Blastentransformation bei Zusatz einer Suspension abgetöteter Mycoplasmen [70a, 156]. Es besteht eine Korrelation zwischen der Transformation und den Antikörpertitern. Lymphozyten Gesunder reagieren in vitro nicht auf Mycoplasmen.

3.4.15. Echinokokkenbefall

Die Lymphozyten von Patienten mit Echinococcus granulosus reagieren in vitro bei Zusatz von einem Extrakt aus der Zystenmembran oder von Zystenflüssigkeit mit Blastentransformation [169]. Bei gesunden Probanden und geheilten Patienten war dagegen keine Transformation der Lymphozyten nachweisbar.

3.5. Untersuchungen zur Lymphozytenfunktion bei Krankheiten mit möglicher ursächlicher Beteiligung von Autoimmunmechanismen

Bei den Autoimmunkrankheiten wird ursächlich eine Entgleisung der immunologischen Funktion des lymphatischen Systems angenommen, in dem es körpereigene Substanz als fremd, d. h. als Antigen behandelt. Dies kann durch Veränderungen der körpereigenen Substanz (z. B. durch Virusinfektion) bewirkt werden oder durch eine primäre Erkrankung bzw. Fehlfunktion des lymphatischen Systems. So findet man Autoimmunkrankheiten gehäuft bei malignen Lymphomen und bei Krankheiten mit Thymuspersistenz. Oft kommen mehrere Autoimmunkrankheiten bei einem Menschen vor und es wurden auch familiäre Häufungen beobachtet [1, 170].
Entsprechend der zentralen Rolle des lymphatischen Systems bei Autoimmunkrankheiten wurden von verschiedenen Autoren Versuche unternommen, die Sensibilisierung der Lymphozyten durch körpereigene Substanzen in vitro zu erfassen oder auch durch unspezifische Lymphozytenstimulierung mit PHA eine Fehlfunktion bzw. Überfunktion der Lymphozyten nachzuweisen.

3.5.1. Primär chronische Polyarthritis (PCP)

Es wurden Lymphozytenstimulierungsversuche mit Synovialextrakten und mit humanem Gammaglobulin durchgeführt. Die Ergebnisse sind widersprüchlich. Während Scheiffarth und Warnatz [224] nach Zusatz von Synovialextrakt erhöhte Transformationswerte von im Mittel 17,9% bei Patienten mit primär chronischer Polyarthritis feststellten, fanden Rothenberger und Thiele [213] mit ähnlicher Methode keine Lymphozytentransformation.
Kacaki und Mitarbeiter [136] untersuchten periphere Lymphozyten von PCP-Kranken unter Zusatz von humanem Gamma-G-Globulin und fanden keine Transformation, trotz bestehender Anti-Gamma-G-Antikörperproduktion in vivo. Eine normale Stimulierbarkeit mit PHA konnten Patrucco und Mitarbeiter [189] bei 4 Patienten mit PCP nachweisen. Die Transformationswerte lagen zwischen 64 und 86%, im Mittel bei 73%. Auch wir fanden in eigenen Untersuchungen die PHA-Stimulierbarkeit bei 3 Patienten mit PCP unter Langzeitbehandlung mit niedrigen Dosen von 6-Merkaptopurin normal. Die Transformationswerte betrugen 82—99% [105].

3.5.2. Lupus erythematodes visceralis (LE)

Beim LE wurden Antikörper gegen verschiedene Zellkernantigene, so auch gegen DNS nachgewiesen [9, 246]. Patrucco und Mitarbeiter [189] untersuchten Lymphozyten von 12 LE-Patienten unter Zusatz von Kälberthymus DNS und fanden eine vermehrte Transformation zwischen 4 und 34%, im Mittel 12,6%. Wir selbst konnten unter 13 LE-Patienten nur 2mal einen deutlichen Transformationsanstieg nach DNS-Zusatz auf 10% bzw. 24% und 2mal einen geringen Anstieg auf 3% bzw. 4% beobachten. Die Lymphozyten der übrigen 9 von uns untersuchten Patienten reagierten nicht auf DNS. Während unsere Patienten unter einer Langzeittherapie mit 50 mg 6-Merkaptopurin oder Azathioprin täglich standen, erhielten die Patienten von PATRUCCO lediglich eine Prednisolon-Behandlung, z. T. in Kombination mit Chlorochin. Hierin könnten die unterschiedlichen Ergebnisse eine Erklärung finden. Allerdings fanden wir trotz der Immunosuppression die PHA-Stimulierbarkeit nicht beeinträchtigt [105, 106]. Sie lag bei unseren LE-Patienten im Mittel bei 79% und wurde auch von PATRUCCO mit einem Mittelwert von 74,6% als normal beschrieben.

3.5.3. Sjögren-Syndrom

Nach Untersuchungen von LEVENTHAL [155] zeigten 33 Patienten mit SJÖGREN-Syndrom eine geringere Lymphozytentransformation nach PHA-Stimulierung. Ihr Mittelwert betrug 39% gegenüber 65% bei 20 gesunden Probanden. 18 der 33 Patienten hatten Transformationswerte unter 40%, während der Rest normal reagierte. Auch die Stimulierbarkeit der Lymphozyten mit Streptolysin 0 war bei Patienten mit SJÖGREN-Syndrom herabgesetzt und betrug im Mittel 6% gegenüber 16% bei Gesunden. Von den gleichen Autoren wurde die Dinitrochlorbenzol-Sensibilisierbarkeit bei SJÖGREN-Syndrom geprüft. Auch hier fand sich eine herabgesetzte Reaktionsfähigkeit gegenüber gesunden Kontrollpersonen. Es bestand jedoch keine Parallele zwischen der Hautreaktion und der in-vitro-Reaktion der Lymphozyten bei den einzelnen Patienten.

3.5.4. Infantiles Ekzem

HASHEM [91] konnte mittels des Lymphozytentransformationstests die Hypothese einer Autosensibilisierung gegen die Haut bei Patienten mit infantilem Ekzem stützen. Er fand bei 4 Ekzemkindern eine Lymphozytenstimulierung mit autologem Hautextrakt und bei 2 Patienten eine Stimulierung mit homologem Hautextrakt. Die Werte im Lymphozytentransformationstest betrugen 2,3 bis 20,6%.

3.5.5. Panmyelopathie

Bei den idiopathischen Panmyelopathien wird ursächlich an ein Autoimmungeschehen gedacht. Diese Annahme stützt sich auf die Beobachtung einer Lymphozyten- und Plasmazellinfiltration des Knochenmarks sowie auf eine relativ häufige Kombination mit anderen Autoimmunphänomenen, wie Erythrozyten-, Leukozyten-, Thrombozytenantikörper, positives LE-Zellphänomen und Nachweis antinukleärer Faktoren. Untersuchungen von FLAD [71] zeigten, daß die Lymphozytenstimulierung in vitro mit den unspezifischen Mitogenen PHA und PWM eine vermehrte und früher einsetzende Blastentransformation, sowie DNS-Synthese der Lymphozyten von Patienten mit aplastischer Anämie bewirkt. Es bestanden deutliche Unterschiede zu Gesunden nach 48 Stunden Züchtungsdauer. Die Mittelwerte von 6 Patienten mit Panmyelopathie und 6 Kontrollpersonen betrugen $61 \pm 9\%$ und $26 \pm 10\%$ Blasten am 2. Tag nach Kulturbeginn. Eine Stimulierung der Lymphozyten durch Knochenmark bzw. Knochenmark-Homogenat konnte nicht beobachtet werden. Die früher einsetzende Blastentransformation könnte ein Hinweis auf eine bereits in vivo stattgefundene Stimulierung der Lymphozyten durch evtl. Autoantigene sein.

3.5.6. Leberkrankheiten

Rössler [209] fand eine verminderte Reaktion der Lymphozyten auf PHA bei Patienten mit chronischer Lebererkrankung. Es handelte sich um 8 Patienten mit aktiver chronischer Hepatitis und 5 Patienten mit Leberzirrhose. Das gleiche stellten Mella und Lang [168] bei akuter Hepatitis fest.
Eine Stimulierung von Lymphozyten mit autologem Lebergewebe konnte Rössler [209] bei Lebererkrankungen im Gegensatz zu Tobias [253] nicht nachweisen. Tobias fand bei 2 von 4 Patienten mit primärer biliärer Zirrhose eine deutliche Lymphozytenstimulierung mit Transformationswerten von 14% und 18% und bei 2 Patienten mit chronischer aktiver Hepatitis eine Transformation von 15% und 2%, nach Stimulierung mit autologem homogenisiertem Lebergewebe.

3.5.7. Multiple Sklerose (MS)

Neuerdings wird neben der Virusätiologie zunehmend eine immunologische Genese der Nervenläsionen bei der multiplen Sklerose diskutiert. Bakouche [23] untersuchte die Lymphozytenreaktion von Patienten mit MS auf embryonale Hirnzellen von Wistar Ratten und konnte eine zytotoxische Reaktion der Lymphozyten von Patienten mit aktiver MS auf die Nerven- und Gliazellen in der Zellkultur beobachten. Fowler [72] fand bei Patienten mit MS eine Lymphozytenstimulierung in vitro durch Zusatz von Zerebrospinalflüssigkeit MS-Kranker. Die Transformationswerte lagen zwischen 13% und 15%. Diese Befunde würden die Hypothese eines Autoimmungeschehens stützen. Anderen Untersuchern gelang es jedoch nicht, durch Zerebrospinalflüssigkeit eine Lymphozytentransformation zu induzieren [34, 133]. Die Lymphozytenreaktion auf PHA wurde bei Patienten mit MS von Jensen [133] herabgesetzt, von Brody [34] normal gefunden. Insgesamt sind die Untersuchungsergebnisse über eine Beteiligung des lymphatischen Systems am Krankheitsgeschehen der MS noch widersprüchlich und erlauben keine endgültigen Schlüsse auf einen ursächlichen Zusammenhang.

3.6. Untersuchungen zur Lymphozytenfunktion bei Krankheiten mit Immundefekten

3.6.1. Wiskott-Aldrich-Syndrom

Das Wiskott-Aldrich-Syndrom ist durch eine Störung sowohl der humoralen als auch der zellgebundenen Immunreaktionen bei annähernd normalen Lymphozyten- und Immunglobulinwerten charakterisiert [27]. Trotz Unvermögens, eine Allergie vom verzögerten Typ auf Dinitrochlorbenzol zu entwickeln [27], ergab die in-vitro-Stimulierung der Lymphozyten von Patienten mit Wiskott-Aldrich-Syndrom zunächst keinen Hinweis für eine herabgesetzte Stimulierbarkeit mit PHA [22, 27, 138]. Jedoch konnten Oppenheim und Mitarbeiter [186] in einer ausgedehnten Studie an 7 Kindern mit Wiskott-Aldrich-Syndrom doch eine teilweise Störung der Reaktionsfähigkeit der Lymphozyten nachweisen. Diese war bei Stimulierung mit optimalen Dosen von PHA, wie sie üblicherweise im Transformationstest verwandt wird, nicht erfaßbar, sondern erst bei suboptimaler PHA-Konzentration. Bei Stimulierung mit spezifischen Antigenen ließ sich der Defekt insbesondere bei den Antigenen mit kleinen Molekülen wie Streptolysin 0, Diphtherie- und Tetanustoxoid nachweisen, nicht aber bei Antigenen mit großem Trägermolekül, wie inaktivierten Pneumokokken und Brucella abortus. Auch in der Reaktion auf homologe Lymphozyten (Lymphozytenmischreaktion) zeigten Lymphozyten von Patienten mit Wiskott-Aldrich-Syndrom geringere Transformationswerte als Gesunde.

3.6.2. Ataxia telangiectasia

Bei Patienten mit Ataxia telangiectasia besteht eine Störung der zellgebundenen Immunitätsreaktionen und in der Regel auch eine Verminderung der Immunglobuline bei Hypoplasie des lymphatischen Gewebes, insbesondere des Thymus. Von der Mehrzahl der Untersucher wurde eine herabgesetzte Lymphozytentransformation in vitro nach Stimulierung mit PHA beobachtet [86, 97, 98, 152, 167, 177, 185, 203a). Auch auf spezifische Antigene, wie Streptolysin 0 und Pockenvakzine, wurde die Transformation herabgesetzt gefunden [185]. Nur in einem Fall fand sich die Lymphozytentransformation auf PHA mit 68% im Normbereich [234].
Die Arbeitsgruppe von Oppenheim kam zu dem Schluß, daß ein humoraler Hemmfaktor im Plasma von Patienten mit Ataxia telangiectasia z. T. Ursache für die herabgesetzte Reaktion sein könnte [167, 185]. Dies konnte jedoch von der Arbeitsgruppe um Naspitz [177] nicht bestätigt werden.
Es wird allgemein angenommen, daß die in vitro faßbare gestörte Lymphozytenfunktion in engem Zusammenhang mit der immunologischen Abwehrschwäche der Patienten steht.

3.6.3. Primäre Agammaglobulinämie und Hypogammaglobulinämie

Es handelt sich hierbei um eine heterogene Krankheitsgruppe, welche die angeborene Form, die geschlechtsgebunden erbliche Form und die erworbene, d. h. sich erst im späteren Lebensalter manifestierende Form der primären Agammaglobulinämie umfaßt. Die Lymphozytenstimulierung mit PHA ergab nach morphologischen Kriterien bei Patienten mit Agammaglobulinämie normale Transformationswerte [30, 76, 158, 206]. Wir selbst fanden bei einer Patientin mit einem primären Antikörpermangelsyndrom Transformationswerte im unteren Normbereich mit Werten von 68% nach PHA-Stimulierung und 11% nach SLO-Stimulierung.
FUDENBERG [76] sowie RIPPS [206] konnten ein Fehlen der Immunglobuline in den transformierten Lymphozyten feststellen, und TORMEY [254] sowie CLINE [42] wiesen eine DNS- und RNS-Synthesestörung der Lymphozyten nach. Diese Befunde sprechen dafür, daß ein grundlegender Lymphozytendefekt vorliegt. Das drückt sich auch in einer schlechteren Stimulierbarkeit der Lymphozyten mit spezifischen Antigenen nach entsprechender Immunisierung, sowie in einer fehlenden oder herabgesetzten Reaktion auf Gewebsantigene in der Lymphozytenmischkultur aus [76, 156].

3.7. Untersuchungen zur Lymphozytenfunktion bei Sarkoidose

Bei der Sarkoidose ist seit langem eine Abschwächung oder ein Fehlen der Hautreaktion auf Tuberkulin bekannt und so typisch, daß es als diagnostisches Zeichen gewertet wird. Es gibt Hinweise, daß es sich nicht um eine isolierte Störung in bezug auf Tuberkulin handelt, sondern daß die allergische Spätreaktion auch gegenüber anderen Substanzen herabgesetzt ist. Dies konnte für die Hautreaktion auf Candida-Antigen, Trichophytin und Mumpsantigen [75], Pertussisvakzine [241 a] sowie für die Sensibilisierbarkeit mit DNCB [134] nachgewiesen werden. Eine herabgesetzte Reaktionsfähigkeit der Lymphozyten auf PHA in vitro wurde von BONFORTE [28 a], BUCKLEY [36] sowie HIRSCHHORN [123] und auf Tuberkulin von BRANDT [31], COWLING [44] und GIRARD [80 a] festgestellt.
Der immunologische Defekt scheint auf die aktive Krankheitsphase beschränkt zu sein. Nach Abklingen des Prozesses kommt es zu einer Normalisierung der DNCB-Hautreaktion [134] und der in-vitro-Reaktion auf PHA [36]. ISRAEL und SONES [131] fanden allerdings die Tuberkulin-Hautreaktion auch nach Ausheilung der Sarkoidose noch über Jahre herabgesetzt. Sie werten dies als einen möglichen Hinweis, daß der immunologische Defekt nicht nur eine Begleiterscheinung der aktiven Sarkoidose ist, sondern eine grundlegende immunologische Störung darstellt, welche Voraussetzung für das Manifestwerden der Krankheit ist.
Eine Lymphozytenstimulierung mit Kveimantigen, einem Extrakt aus Sarkoidose Milz, wurde von HIRSCHHORN [123] sowie NOVI [180] bei Patienten mit M. BOECK nachgewiesen, konnte aber von anderen Untersuchern [44, 161] nicht bestätigt werden.

3.8. Untersuchungen zur Lymphozytenfunktion bei Urämie

Bei der chronischen Urämie wurde wiederholt eine Störung der zellgebundenen Immunitätsreaktion beobachtet. Es wurden verlängerte Überlebenszeiten für allogene Hauttransplantate [52, 90, 175, 242a] und herabgesetzte Hautreaktionen bei Antigentesten [128, 143, 263] nachgewiesen. Ursächlich wurden für diese Störungen sowohl qualitative als auch quantitative Lymphozytenschäden verantwortlich gemacht. Mehrere Autoren haben eine Lymphozytopenie bei Patienten mit chronischer Urämie beschrieben [54, 149, 204, 263]. Diese kann durch eine verkürzte Lebensdauer der urämischen Lymphozyten erklärt werden, wie sie in vitro von DANIELS [55] beobachtet wurde.

Für eine gestörte Lymphozytenfunktion sprechen Untersuchungen, die eine herabgesetzte Reaktivität urämischer Lymphozyten im Lymphozytentransfertest [37], in der Lymphozytenmischreaktion [65, 140] und in PHA-stimulierten Lymphozytenkulturen [65, 128, 227] nachwiesen. Allerdings blieben diese Ergebnisse nicht unwidersprochen und konnten von anderen Untersuchern nicht bestätigt werden. So fand RUSSEL [216] den Lymphozytentransfertest bei der Urämie normal, und die PHA-Stimulierbarkeit wurde ebenfalls von mehreren Autoren im Normbereich beschrieben [55, 140].

Untersuchungen von MADL [162a] an 6 Patienten mit chronischer Urämie sprechen dafür, daß die Erhöhung der harnpflichtigen Substanzen oder eine dadurch bedingte Änderung der Osmolarität Ursache für eine schlechtere Stimulierbarkeit der Lymphozyten ist. Er fand die PHA-Stimulierbarkeit zu Beginn der Dialyse regelmäßig vermindert und beobachtete einen Anstieg der Transformationswerte nach 4—6 Stunden Dialyse, wobei die Werte allerdings auch dann noch unter der Norm lagen. SCHUMACHER [234a] konnte nachweisen, daß Zusatz von Harnstoff in einer Konzentration von 100 bis 500 mg% eine Herabsetzung der Lymphozytenreaktion auf PHA bewirkt.

Da bei chronischer Niereninsuffizienz im Hinblick auf die zunehmende Anwendung der Nierentransplantation die zellgebundene Immunitätsreaktion von besonderer Bedeutung ist und Lymphozytentransfertest wie auch Lymphozytenmischreaktion bei der Spenderauswahl eine gewisse Rolle spielen, muß die mögliche urämiebedingte Funktionsstörung der Lymphozyten einkalkuliert werden, um nicht Fehlschlüsse bezüglich der Histokompatibilität zu ziehen. Die Leukozytentypisierung, d. h. die Bestimmung der Leukozytenmembranantigene, welche repräsentativ für die Gewebsantigene eines Menschen sind, gilt daher als die zuverlässigere Methode bei der Spender-Empfängerauswahl.

3.9. Untersuchungen zur Lymphozytenfunktion bei Karzinom

Bei neoplastischen Erkrankungen sind zwei Aspekte der Lymphozytenfunktion von Interesse: Ob eine Immuninsuffizienz primär vorliegt bzw. während der Krankheit entsteht und einem Fortschreiten Vorschub leistet, und ob eine Abwehr durch lymphatische Zellen im Sinne einer host-versus-graft-Reaktion nachweisbar

ist. Aus diesen zwei Aspekten ergeben sich wichtige therapeutische Überlegungen hinsichtlich einer evtl. Förderung der immunologischen Abwehrreaktionen, d. h. einer immunologischen Tumortherapie.
In frühen Stadien der Tumorkrankheit mit lokalisierten Tumoren und gutem Allgemeinzustand wurde die Lymphozytentransformation nach Stimulierung mit PHA normal gefunden [18, 46, 87 a, 207, 238, 249] und die Sensibilisierung mit Schlüsselschneckenantigen (KLH) zeigte sogar gegenüber Gesunden leicht erhöhte Immunreaktionen der Lymphozyten im Hauttest und in der Lymphozytenkultur [46 a]. Auch im Lymphozytentransfertest ergab sich kein gesicherter Unterschied zwischen Gesunden und Patienten mit Karzinom [208]. Dies spricht gegen eine primär vorliegende Insuffizienz der zellgebundenen Immunitätsreaktion.
In fortgeschrittenen Stadien dagegen ist eine verminderte Immunabwehr charakteristisch [127, 148]. Es wurde eine Herabsetzung der Transformationsfähigkeit der Lymphozyten in vitro [46, 87 a 222, 262] sowie eine verminderte Sensibilisierbarkeit mit KLH beschrieben [46 a]. Untersuchungen der Lymphozytentransformation mit PHA-Stimulierung unter Zusatz von Serum Karzinomkranker ergaben keinen Anhalt dafür, daß ein humoraler Hemmfaktor die herabgesetzte Lymphozytentransformation bei Karzinompatienten bewirkt [85].
Der Nachweis einer Lymphozytenreaktion auf autologes Tumorgewebe ist insofern schwierig, als die tumorspezifischen Antigene sehr schwache Antigene sind [176, 248, 256]. Der eindeutige Nachweis von spezifischen Tumorantigenen war bisher nur beim Tier möglich, da die Nachweismethoden (Übertragung von Tumorgewebe auf genetisch identische Geschwistertiere) beim Menschen nicht anwendbar sind. Aus Tierversuchen wurde jedoch klar, daß die effektive Tumorabwehr an lymphatische Zellen gebunden ist, also zu den zellgebundenen Immunitätsreaktionen gehört. Beim Menschen konnten zytotoxische Lymphozyten des Tumorträgers gegen seine eigenen Tumorzellen nachgewiesen werden [115, 116]. Fridmann [74] konnte eine Lymphozytenstimulierung in vitro durch autologe Leukosezellen bei 6 von 10 Patienten mit unreifzelliger Leukose in der Remissionsphase nachweisen. Jehn [132] fand eine Lymphozytenstimulierung in der Lymphozytenkultur bei 7 Patienten mit malignem Melanom durch Zusatz von autologem und homologem Melanomextrakt. Von anderer Seite wird über positive Hautreaktion auf autologen Melanomzellextrakt [68] sowie auf autologen Extrakt aus Zellen des Burkitt-Lymphoms bei Patienten in der Remissionsphase berichtet [69].
Savel [223] untersuchte an einer großen Serie von 65 Tumorpatienten die in-vitro-Reaktion der Lymphozyten auf autologen Tumorextrakt. Eine Lymphozytenstimulierung konnte bei 12 Patienten mit einem relativ gutartigen Krankheitsverlauf nachgewiesen werden. Dem Lymphozytentransformationstest mit autologem Tumorgewebe wird daher ein gewisser prognostischer Wert zugesprochen.
Die bisherigen Forschungsergebnisse auf dem Gebiet der Immunreaktionen gegen Tumoren beim Menschen geben Anlaß, der Erarbeitung einer effektiven Immuntherapie von Tumoren in der Zukunft größte Aufmerksamkeit zu schenken, da hierdurch ein spezifisches Einwirken auf die Tumorzellen möglich wird. Anderer-

seits muß man die bisher übliche zytostatische Tumorbehandlung unter neuem Gesichtswinkel betrachten. Die Therapie maligner Geschwülste und Systemerkrankungen besteht, abgesehen von der Radikaloperation bei lokalisierten Tumoren, in der Unterdrückung der Zellproliferation. Man geht dabei von der Annahme aus, daß es sich bei Tumorgewebe um besonders schnell proliferierendes Gewebe handelt, welches aus diesem Grunde empfindlicher für Proliferationsgifte schlechthin sein soll. Die Folge eines solchen therapeutischen Vorgehens ist die gleichzeitige Hemmung anderer proliferierender Zellsysteme und in diesem Zusammenhang auch des uns interessierenden immunkompetenten Zellsystems. Dies bewirkt eine allgemeine Verschlechterung der Abwehrfähigkeit gegenüber Krankheitserregern und insbesondere auch eine Verschlechterung der körpereigenen Abwehr gegen Tumorzellen [139, 212, 228]. Die Unterdrückung des lymphatischen Systems erscheint also beim Tumorkranken kontraindiziert, und es muß eher eine Stimulierung gefordert werden.

3.10. Untersuchungen zur Lymphozytenfunktion bei Allergien

Allergischen Reaktionen vom Spättyp liegt eine Immunreaktion der lymphatischen Zellen zu Grunde. Als Ausdruck der Lymphozytenstimulierung in vivo durch das Allergen wies Gill [79] eine erhöhte Spontantransformation der Lymphozyten bei Patienten mit Penicillinallergie während des allergischen Geschehens nach. Die in vivo bereits stimulierten Lymphozyten entwickelten sich ohne Zusatz eines weiteren Stimulanz in der Zellkultur zu Blasten. Nach Abklingen des allergischen Geschehens bestand kein Unterschied in der Spontantransformation gegenüber gesunden Probanden.
Es wurde wiederholt versucht, die Reaktion der Lymphozyten auf das Allergen in vitro zu erfassen und einen in-vitro-Testlauf Allergie zu entwickeln, der gegenüber in-vivo-Testungen insofern vorteilhafter ist, als nur die Lymphozyten, nicht aber der gesamte Organismus dem Allergen exponiert werden [111, 112, 153, 265]. Die Ergebnisse der in-vitro-Stimulierung von Lymphozyten mit dem verantwortlichen Allergen fielen jedoch häufig negativ aus. So konnten Woodliff [267], Vischer [258], Ricci [202], Ling [161] und Evans [67] keine Lymphozytentransformation in vitro beobachten, die sich gegenüber gesunden Probanden unterschied. Wir fanden in eigenen Untersuchungen an 7 Patienten mit Penicillinallergie bei Zusatz von 500 Einheiten Penicillin/ml Kulturflüssigkeit ebenfalls nur eine Transformation bis 2%. Es bestand kein Unterschied gegenüber gesunden Kontrollpersonen. Auch konnten wir eine Propaphenin-Allergie in vitro bei Zusatz von 0,005 mg/ml Kulturflüssigkeit nicht erfassen. Von anderen Autoren wird der Lymphozytentransformationstest als eine brauchbare Methode bei der Allergiediagnostik empfohlen [40, 70, 80, 121, 125, 205, 220, 270]. Umfangreiche Untersuchungen wurden von der Arbeitsgruppe um Halpern [88, 89] bei verschiedensten Medikamentenallergien, wie z. B. gegen Streptomycin, Penicillin, Acetylsalicylsäure, Procain, Insulin, Atropin, Jod, Phenothiazin und Pheno-

barbital durchgeführt. HALPERN und Mitarbeiter fanden in jedem Fall eine Übereinstimmung mit den in-vivo-Testungen. Der Lymphozytentransformationstest fiel sowohl bei allergischen Reaktionen vom Soforttyp als auch bei solchen vom verzögerten Typ positiv aus.

Gute Übereinstimmung des Lymphozytentransformationstests mit dem Epikutantest fanden WITKOWSKI und Mitarbeiter [153] bei Kontaktallergien auf Kaliumdichromat, Nickel-II-Sulfat, Kobalt-II-Chlorid, Sublimat, Formaldehyd, p-Phenylendiamin und Procain.

MAINI und Mitarbeiter [163] stellten fest, daß bei Patienten mit Graspollenallergie eine Lymphozytentransformation stärker als durch das Antigen selbst durch einen von den Patientenlymphozyten in das Kulturmedium abgegebenen Lymphozyten stimulierenden Faktor bewirkt wird. Sie inkubierten dazu Lymphozyten mit Pollenantigen und führten den Lymphozytentransformationstest an Lymphozyten des gleichen Spenders unter Zusatz dieser Kulturflüssigkeit durch. Die Testung der Kulturflüssigkeit im Migrationshemmtest ergab dagegen nur in einzelnen Fällen positive Resultate. Der Lymphozyten stimulierende Faktor und der Migrationshemmfaktor korrelierten also nicht.

Die Ursache für einen negativen Ausfall des Lymphozytentransformationstests bei gesicherten Allergien kann methodischer Art sein. Von HALPERN [88, 89] wurde ganz besonders auf die Notwendigkeit hingewiesen, für jede Droge die optimale Konzentration für die in-vitro-Stimulierung zu ermitteln. Das ist ein arbeitsaufwendiges Vorgehen und wurde nicht von allen Untersuchern durchgeführt. Dies kann zu falsch negativen Ergebnissen führen.

3.11. Untersuchungen zur Lymphozytenfunktion bei Patienten nach Operationen

RIDDLE und BERENBAUM [203] beschrieben bei 5 Patienten einen postoperativen Abfall der Lymphozytentransformationswerte nach PHA-Stimulierung gegenüber den Werten vor der Operation unabhängig von der Operationsdauer. Als mögliche Ursache wird der Operationsstress mit Ansteigen des Kortikoidspiegels im Blut oder die Narkose diskutiert. Über eine Mitosehemmung durch Narkotika wurde von ANDERSEN [8] berichtet. Vielleicht spielen beide Mechanismen für das Zustandekommen der postoperativen Verminderung der Lymphozytenstimulierbarkeit eine Rolle.

Literatur

[1] ADAMS, D. D.: A theory of the pathogenesis of rheumatic fever, glomerolunephritis and other autoimmune diseases triggered by infection. Clin. exp. Immunol. **5** (1969), 105.

[2] AISENBERG, A. C.: Studies on delayed hypersensitivity in HODGKIN's disease. J. clin. Invest. **41** (1962), 1964.

[3] AISENBERG, A. C.: HODGKIN's disease: prognosis, treatment and etiology and immunologic considerations. New Engl. J. Med. **270** (1967), 508, 565, 617.

[4] AISENBERG, A. C.: Lymphocytopenia in Hodgkin's disease. Blood **25** (1965), 1037.

[5] AISENBERG, A. C.: Studies of lymphocyte transfer reactions in HODGKIN's disease. J. clin. Invest. **44** (1965), 555.
[6] AISENBERG, A. C.: Quantitative estimation of the reactivity of normal and HODGKIN's disease lymphocytes with thymidine-2-^{14}C. Nature (London) **205** (1965), 1233.
[7] AISENBERG, A. C.: Immunologic status of HODGKIN's disease. Cancer **19** (1966), 385.
[8] ANDERSEN, N. B.: The effect of CNS depressants on mitosis. Acta Anaesthesiol. Scand. Suppl. **22**, (1966).
[9] APOSTOLOFF, E., G. APOSTOLOFF, E. HOFER, H. NEBE: Über Desoxyribonukleinsäure-Antikörper und Verwertbarkeit des DNS-Cutan-Tests bei Kollagenosen. Dtsch. Gesundheitswes. **22** (1967), 2209.
[10] ARGANI, I., G. F. KIPKIE: The cellular origin of macroglobulins. A Study of the proteinsecreting cells in WALDENSTRÖM's disease. Lab. Invest. **14** (1965), 720.
[11] ASPEGREN, N., H. RORSMAN: Mitosis-stimulating effect of tuberculin on lymphocytes from peripheral blood. J. Allergy **35** (1964), 433.
[12] ASTALDI, G., G. COSTA, R. AIRO, N. DUARTE: Lymphocytes from leucaemic blood cultured with phytohaemagglutinin. Europ. J. Cancer **1** (1965), 259.
[13] ASTALDI, G., R. AIRO, G. COSTA, N. DUARTE: Spleen irradiation and lymphocytes. Lancet **1965/II**, 905.
[14] ASTALDI, G., R. AIRO, S. SAULI: Problemi di biologia delle cellule leucemiche studiati con la coltura in vitro. Minerva med. **56** (1965), 1099.
[15] ASTALDI, G., S. SAULI, R. AIRO, L. RATTO, G. COSTA: Effect of phytohemagglutinin on lymphocytes from different leukemias. Texas Rep. Biol. Med. **23** (1965), 569.
[16] ASTALDI, G., R. AIRO, G. COSTA, N. DUARTE: Milzbestrahlung und immunologische Antwort peripherer Lymphozyten von chronisch-lymphatischen Leukämien. Blut **13** (1966), 100.
[17] ASTALDI, G., R. AIRO: Phytohaemagglutinin and human lymphocytes. Bol. Ist. sieroter. milan. **45** (1966), 5.
[18] ASTALDI, G., L. C. GIRAUDO, F. MANSANI: Lymphocytes in reticulum-cell sarcoma. Lancet **1968/II**, 410.
[19] ASTALDI, G., J. LISIEWICZ: Lymphocytes. Structure, production, functions. Idelson, Neapel (1971).
[20] AURICH, G., W. PLENERT: Über die Abhängigkeit der Lymphozytentransformation von unterschiedlichen Kulturbedingungen und vom Alter. Folia haematol. **92** (1969), 131.
[21] AYOUB, B., S. KASAKURA: In vitro response of foetal lymphocytes to PHA and a factor plasma which suppresses the PHA response of adult lymphocytes. Clin. exp. Immunol. **8** (1971), 427.
[22] BACH, F. H., R. J. ALBERTINI, P. JOO, J. L. ANDERSON, M. M. BORTIN: Bone marrow transplantation in a patient with the WISKOTT-ALDRICH syndrome. Lancet **1968/II**, 1364.
[23] BAKOUCHE, P.: Immunologische Aspekte der multiplen Sklerose. Münch. med. Wschr. **111** (1969), 1985.
[24] BARTOSZEWICZ, W., A. MICHALOWSKI, J. KOZUBOWSKI: Electron microscopic studies on human lymphocytes in specifically and nonspecifically stimulated cultures. Arch. Immunol. Therap. exp. **17** (1969), 41.
[25] BENIRSCHKE, K., L. BROWNHILL, F. G. EBAUGH: Chromosomal abnormalities in WALDENSTRÖM's macroglobulinaemia. Lancet **1962/I**, 594.
[26] BERNARD, C., A. GERALDES, M. BOIRON: Effects of phytohaemagglutinin on blood cultures of chronic lymphocytic leukaemias. Lancet **1964/I**, 667.

[27] Blaese, R. M., W. Strober, R. S. Brow, T. A. Waldemann: The Wiskott-Aldrich syndrome. A disorder with a possible defect in antigen processing or recognition. Lancet **1968/I**, 1056.

[28] Börjeson, J., R. Bouveng, S. Gardell, A. Horden, S. Thunell: Purification of the mitosis stimulating factor of Phaseolus vulgaris. Biochem. biophys. Acta **82** (1964), 158.

[28a] Bonforte, R. J., M. Topilsky, L. E. Siltzbach, P. R. Glade: Lymphocyte response in sarcoidosis. Lancet **1972/I**, 958.

[29] Bottura, C., I. Ferrari, A. A. Veiga: Chromosome abnormalities in Waldenström's macroglobulinaemia. Lancet **1961/I**, 1170.

[30] Bradley, J., J. J. Oppenheim: The in vitro proliferation of lymphocytes from patients with hypogammaglobulinaemia. Clin. exp. Immunol. **2** (1967), 549.

[31] Brandt, L., R. Bouveng, A. Norden: Lymphocyte test in sarcoidosis. Acta med. Scand. Suppl **425, 176** (1964), 38.

[32] Brittinger, G., E. König, H. G. Aberle, E. Zimmerschitt: Lysosomale Enzyme in Blutlymphozyten von Gesunden und Patienten mit chronischer Lymphadenose bei kurzdauernder unspezifischer Stimulierung in vitro. Schweiz. med. Wschr. **100** (1970), 341.

[33] Brittinger, G., E. König, G. Cohen, H. G. Aberle: Lysosomale Enzyme in Lymphozyten. Acta haematol. **44** (1970), 205.

[34] Brody, J. A., M. M. Harlem, J. F. Kurtzke, L. R. White: Unsuccessfull attempt to induce transformation by cerebrospinal fluid in cultured lymphocytes from patients with multiple sclerosis. New Engl. J. Med. **279** (1968), 202.

[35] Brown, R. S., H. A. Haynes, H. T. Foley, H. A. Godwin, C. W. Berard, P. P. Carbone: Hodgkin's disease. Immunologic, clinical and histologic features of 50 untreated patients. Ann. Intern. Med. **67** (1967), 291.

[36] Buckley, C. E., H. Nagaya, H. O. Sieker: Altered immunological activity in sarcoidosis. Ann. intern. Med. **64** (1966), 508.

[37] Budges, J. M., S. D. Nelson, Mc. Geown: Evaluation of lymphocyte transfer test in normal and uraemic subjects. Lancet **1964/I**, 581.

[38] Burchenal, J. H.: Summary of informal discussion on: Immunology of Hodgkin's disease. Cancer Res. **26** (1966), 1170.

[39] Caldwell, B. B., P. A. Wright: Neoplasma transplantation inhibition by uninvolved lymph tissue. Nature (London) **212** (1966), 1501.

[40] Caron, G. A., J. Sarkany: Lymphoblast transformation in sulphonamide sensitivity. Brit. J. Dermatol. **77** (1965), 556.

[41] Cavallero, P., S. Sartoris, F. Vergnano, L. Pegoraro, M. Fazio: Anergie lymphocytaire a la phytohaemagglutinin (PHA) dans la maladie de Hodgkin. Presse méd. **74** (1966), 11.

[42] Cline, M. J., H. H. Fudenberg: Defective RNA synthesis in lymphocytes from patients with primary agammaglobulinaemia. Science **150** (1965), 1311.

[43] Cowling, D. C., D. Quaglino, E. Davidson: Changes induced by tuberculin in leucocyte cultures. Lancet **1963/II**, 1091.

[44] Cowling, D. C., D. Quaglino, P. K. M. Barret: Effect of Kveim antigen and old tuberculin on lymphocytes in culture from sarcoid patients. Brit. med. J. **1964/I**, 1481.

[45] Crowther, G., G. H. Fairley, R. L. Sewell: Lymphoid cells in Hodgkin's disease. Nature (London) **215** (1967), 1086.

[46] CUANDRADO, D. S. P.: Blastogenesis y cancer humano depresion del indice blastogenico en los enfermos cancerosos. Rev. clin. Esp. **103** (1966), 15.

[46a] CURTIS, J. E., E. M. HERSH, J. E. HARRIS, C. MCBRIDE, E. F. FREIREICH: The human primary immune response to keyhole limpet haemocyanin: interrelationships of delayed hypersensitivity, antibody response and in vitro blast transformation. Clin. exp. Immunol. **6** (1970), 473.

[47] DAMESHEK, W.: Some speculation on the myeloproliferative syndromes. Blood **6** (1951), 372.

[48] DAMESHEK, W.: „Immunocytes" and „immunoblasts" — attempt at a functional nomenclature. Blood **21** (1963), 243.

[49] DAMESHEK, W.: Immunoproliferative disorders. Bull. int. Union Cancer **3** (1965), 1.

[50] DAMESHEK, W.: Immunocytes and immunoproliferative disorders. In: Ciba Foundation Symposium: The thymus: experimental and clinical studies (J. a. A. Church Ltd., London 1966).

[51] DAMESHEK, W.: Chronic lymphocytic leukemia — an accumulative disease of immunologically incompetent lymphocytes. Blood **29** (1967), 566.

[52] DAMMIN, G. J., N. P. COUCH, J. E. MURRAY: Prolonged survival of skin homografts in uremic patients. Ann. N. Y. Acad. Sci. **64** (1957), 967.

[53] DAN, P., G. KULCSAR, K. SALLAY, I. NASZ: Human lymphocyte transformation with virus antigens. Blut **22** (1971), 211.

[54] DANIELS, J. C., H. SAKAI, E. K. COBB, A. R. REMMERS, H. E. SARLES, J. C. FISH, W. C. LEVIN, S. E. RITZMANN: Altered nucleic acid synthesis patterns in lymphocytes from patients with chronic uraemia. Amer. J. med. Sci. **259** (1970b), 214.

[55] DANIELS, J. C., H. SAKAI, A. R. REMMERS, H. E. SARLES, J. C. FISH, E. K. COBB, W. C. LEVIN, S. E. RITZMANN: In vitro reactivity of human lymphocytes in chronic uraemia: Analysis and interpretation. Clin. exp. Immunol. **8** (1971), 213.

[56] DANNENBERG, A. M.: Cellular hypersensitivity and cellular immunity in the pathogenesis of tuberculosis: Specificity, systemic and local nature and associated macrophage enzymes. Bact. Rev. **32** (1968), 85.

[57] DIEHL, V., G. HENLE, W. HENLE, G. KOHN: Demonstration of a Herpes Group Virus in cultures of peripheral leucocytes from patients with infectious mononucleosis. J. Virology **2** (1968), 663.

[58] DIET, J., H. SOLIGNAC, D. DUCOS, M. DANIELOU, G. CAMO, R. CAUJOLLE: Forme angineuse de maladie de WALDENSTRÖM. Étude biologique de la paraproteinémie, des troubles de la coagulation et des anomalies chromosomiques. Presse méd. **75** (1967), 1701.

[59] DIERKS, R. E., C. C. SHEPARD: Effect of phytohaemagglutinin and various mycobacterial antigens on lymphocyte cultures from leprosy patients. Proc. Soc. exp. Biol. Med. **127** (1968), 391.

[60] ELIAS, K.: Progress in the study of host reaction to cancer. Bull. N. Y. Acad. Med. **42** (1966), 896.

[61] ELVES, M. W., S. ROATH, M. C. G. ISRAELS: The response of lymphocyte to antigen challenge. Lancet **1963/I**, 806.

[62] ELVES, M. W.: The lymphocytes. Lloyd-Luke, London 1966.

[63] ELVES, M. W., S. ROATH, M. C. G. ISRAELS: Failure of lymphocytes from hypogammaglobulinaemic subjects to transform in culture. Brit. med. J. **1964/II**, 1051.

[64] ELVES, M. W., M. C. G. ISRAELS: Lymphocyte transformation in cultures of mixed leucocytes. A possible test of histocompatibility. Lancet **1965/I**, 1184.

[65] Elves, M. W., M. C. G. Israels, M. Collinge: An assessment of mixed leucocyte reaction in renal failure. Lancet **1966/I**, 682.

[66] Elves, M. W., M. Collinge, M. C. G. Israels: The potential of lymphocytes from patients with leukaemia and reticuloses to transform under the influence of phytohaemagglutinin. Acta haematol. **37** (1967), 100.

[67] Evans, D. A.: The lymphocyte stimulation test in penicillin hypersensitivity. J. Allergy **39** (1967), 340.

[68] Fass, L., J. L. Ziegler, R. B. Herberman: Cutaneous hypersensitivity reactions to autologous extracts of malignant melanoma cells. Lancet **1970/I**, 116.

[69] Fass, L., R. B. Herberman, J. Ziegler: Delayed cutaneous hypersensitivity reactions to autologous extracts of Burkitt-Lymphoma cells. New Engl. J. Med. **282** (1970), 776.

[70] Fellner, M. J., C. S. Ripps: Correlation of lymphocyte responses with antibodies in patients with various reactions to penicillin. Clin. Res. **14** (1966), 267.

[70a] Fernald, G. W.: In vitro response of human lymphocytes to Mycoplasma pneumoniae. Infect. Immunity **5** (1972), 552.

[71] Flad, H. D., G. Hochapfel, T. N. Fliedner, H. Heimpel: Blastentransformation und DNS-Synthese in Lymphozytenkulturen von Patienten mit aplastischer Anämie (Panmyelopathie). Acta haematol. **44** (1970), 21.

[72] Fowler, J., C. E. Morris, T. Whitley: Lymphocyte transformation in multiple sclerosis induced by cerebrospinal fluid. New Engl. J. Med. **275** (1966), 1041.

[73] Fradkin, V. A., E. J. Lavrenchik, Z. N. Rozmainskaja: Transformation of the peripheral blood lymphocytes during stimulation with phytohaemagglutinin in phtisics. Sowj. Med. **1971/II**, 15.

[74] Fridman, W. H., F. R. Kourilsky: Stimulation of lymphocytes by autologous leukaemic cells in acute leucaemia. Nature (London) **224** (1969), 277.

[75] Friou, G. J.: A study of the cutaneous reactions to oidomycin, trichophytin and mumps skin test antigens in patients with sarcoidosis. Yale J. Biol. Med. **24** (1952), 533.

[76] Fudenberg, H. H., K. Hirschhorn: Agammaglobulinaemia: The fundamental defect. Science **145** (1964), 611.

[77] Furth, R.: The formation of immunglobulins by circulating lymphocytes. Sem. Hematol. **6** (1969), 84.

[78] Galton, D. A. G.: The pathogenesis of chronic lymphocytic leukemia. Canad. med. Ass. J. **94** (1966), 1005.

[79] Gill, F.: The association of increased spontaneous lymphocyte transformation in vitro with clinical manifestations of drug hypersensitivity. J. Immunol. **98** (1967), 778.

[80] Girard, J. P., N. R. Rose, M. L. Kunz, S. Kobayashi, C. E. Arbesman: In vitro lymphocyte transformation in atopic patients induced by antigens. J. Allergy **39** (1967), 65.

[80a] Girard, J. P., M. F. Poupon, P. Press: Culture of periphal lymphocytes from sarcoidosis. Response to mitogenic factor. Int. Arch. Allergy **41** (1971), 604.

[81] Glade, P. R., J. A. Kasel, H. L. Moses, J. Whang-Peng, P. F. Hoffmann, J. K. Kammermeyer, L. N. Chessin: Infectious mononucleosis: Continuous suspension culture of peripheral blood leucocytes. Nature (London) **217** (1968), 564.

[82] Glade, P. R., Y. Hirshaut, D. P. Stites, L. N. Chessin: Infectious mononucleosis: In vitro evidence of limited lymphoproliferation. Blood **33** (1969), 292.

[83] Glade, P. R., J. N. Paltrowitz, K. Hirschhorn: Lymphoproliferative potential in infectious diseases. Bull. N. Y. Acad. Med. **45** (1969), 647.

[84] GÖTZ, H.: Der in vitro Lymphozytentest bei Pilzinfektionen. Untersuchungen über seine Zuverlässigkeit zum Nachweis einer Dermophyteninfektion. Münch. med. Wschr. **110** (1968), 2553.

[85] GOLOB, E. K., T. ISRASENA, A. C. QUATRALE, K. L. BECKER: Effect of serum from cancer patients on homologous lymphocyte cultures. Cancer **23** (1969), 306.

[86] GOTOFF, S. P.: Lymphocytes in congenital and immunological deficiency diseases. Clin. exp. Immunol. **3** (1968), 843.

[87] GÜNTHER, O.: Die Entwicklung der Immunität. Wiener med. Wschr. **116** (1966), 225.

[87a] HAGEN, C., A. FRØLAND, E. WEBERG: Lymphocyte transformation in cancer patients. Lancet. **1972/I**, 1340.

[88] HALPERN, B., N. T. KY, N. AMACHE, G. LAGRUE, J. HAZARD: Diagnostic de l'allergie médicamenteuse in vitro par l'utilisation du test de transformation lymphoblastique (TTL). Presse méd. **75** (1967), 3.

[89] HALPERN, B., N. T. KY, N. AMACHE: Diagnosis of drug allergy in vitro with the lymphocyte transformation test. J. Allergy **40** (1967), 168.

[90] HARRIS, R.: The normal lymphocyte transfer test (NLT) and skin homografting in chronic uraemia. In: Histocompatibility testing, 95, Munksgaard, Copenhagen.

[91] HASHEM, N., K. HIRSCHHORN, E. SEDLIS, E. HOLT: Infantile eczema. Evidence of autoimmunity to human skin. Lancet **1963/II**, 269.

[92] HASHIMOTO, Y., H. SUDO, M. ISHIDATE: Inhibitory effect of carcinostatic agents on antitumor activity of immune lymphoid cells. Nature (London) **209** (1966), 1360.

[93] HAVEMANN, K., M. SCHMIDT: Lymphozytenkulturen bei Hodgkinscher Erkrankung: Hinweise für zwei Lymphozytenpopulationen mit unterschiedlicher Reaktion auf Phytohämagglutinin. (PHA). Klin. Wschr. **46** (1968), 31.

[94] HAVEMANN, K., A. D. RUBIN: The delayed response of chronic lymphocytic leucemia lymphocytes to phytomhemagglutinin in vitro. Proc. Soc. exp. Biol. (N. Y.) **127** (1968), 668.

[95] HAVEMANN, K.: Nukleinsäure- und Proteinsynthese in Lymphozytenkulturen von Gesunden und Patienten mit chronisch lymphatischer Leukämie und Lymphogranulomatose. Verh. dtsch. Ges. inn. Med. **74** (1968), 1261.

[96] HAVEMANN, K.: Verzögerte Reaktion von M. HODGKIN Lymphozyten auf Phytohämagglutinin. Dtsch. med. Wschr. **94** (1969), 1867.

[97] HAYAKAWA, H., N. KOBAYASHI: Blasts in ataxia-telangiectasia. Lancet **1967/I**, 1279.

[98] HECHT, F., R. D. KOLER, D. A. RIGAS, G. S. DEHNKE, M. P. CASE, V. ISDALE, R. W. MILLER: Leukaemia and lymphocytes in ataxia telangiectasia. Lancet **1966/II**, 1193.

[99] HEILMANN, D. H., W. MCFARLAND: Inhibition of tuberculin induced mitogenesis in cultures of lymphocytes from tuberculous donors. Int. Arch. Allergy **30** (1966), 58.

[100] HEINE, K. M.: Zoster bei Leukose und Lymphogranulomatose. Münch. med. Wschr. **107** (1965), 1038.

[101] HEINE, K. M., H. STOBBE: Die Anwendbarkeit der Lymphozytenkultur als klinischer Funktionstest. Dtsch. Ges.wesen **22** (1967), 1977.

[102] HEINE, K. M., H. STOBBE: Tests of immunological competence in lymphogranulomatosis with different antigens in lymphocyte culture. Helv. med. Acta **34** (1967), 36.

[103] HEINE, K. M., H. STOBBE: Lymphozytenstimulierung bei Morbus HODKIN in der Zellkultur. Dtsch. Gesundheitswes. **23** (1968), 32.

[104] HEINE, K. M., H. STOBBE, H. HERRMANN, E. HOFER: Untersuchungen zur Korrelation von Lymphozytentransformation durch Streptolysin 0 in vitro und Antistreptolysintiter. Acta haematol. **39** (1968), 276.

[105] HEINE, K. M., H. STOBBE, R. KLATT, E. APOSTOLOFF, D. DUTZ: Lymphocyte transformation tests under treatment with immunosuppressive drugs. Helv. med. Acta **35** (1969), 140.

[106] HEINE, K. M., R. KLATT, H. STOBBE, E. APOSTOLOFF, C. JENDRUSCH: Lymphozytentransformation unter immunosuppressiver Thérapie beim Lupus erythematodes visceralis. Tag.-Ber. Ges. inn. Med. DDR **24** (1969), 152.

[107] HEINE, K. M., H. STOBBE, H. HERRMANN, E. HOFER: Lymphozytenstimulierung mit Streptolysin 0. Tag.-Ber. Ges. inn. Med. DDR **24** (1969), 148.

[108] HEINE, K. M., H. STOBBE, R. KLATT, J. SAHI, H. HERRMANN: Lymphocyte function in the aged. Helv. med. Acta **35** (1969/70), 484.

[109] HEINE, K. M., H. STOBBE, E. HOFER, H. WEBER: Lymphozytentransformationstest bei chronischer lymphatischer Leukose unter Berücksichtigung der absoluten Lymphozytenzahl im Blut. Acta haematol. **41** (1969), 144.

[110] HEINE, K. M., H. STOBBE, R. KLATT, J. SAHI, H. HERRMANN, J. KUPKE: Funktionsstörungen der Lymphozyten im Alter. Zschr. Alternsforschg. **24** (1971), 23.

[111] HEITMANN, H. J., E. KUWERT: Die Lymphozyten bei Penizillinallergie. Hautarzt **17** (1966), 313.

[112] HEITMANN, H. J.: Zur Methodik der Lymphozytenkultur als Allergentest. Hautarzt **18** (1967), 152.

[113] HEITMANN, H. J.: Über eine in vitro Lymphozytenstimulation durch Treponema pall. Hautarzt **19** (1968), 556.

[114] HEITMANN, H. J.: Lymphozytentransformationstest bei Syphilis. In vitro Synthese zellständiger Immunglobuline. 2. Arbeitstagung über Leukozytenkulturen, Essen 1970.

[115] HELLSTRÖM, I., K. E. HELLSTRÖM, G. E. PIERCE, A. H. BILL: Demonstration of cell-bound and humoral immunity against neuroblastoma cells. Proc. nat. Acad. Sci. (Wash.) **60** (1968), 1231.

[116] HELLSTRÖM, I., K. E. HELLSTRÖM, G. E. PIERCE, J. P. S. YANG: Cellular and humoral immunity to different types of human neoplasms. Nature (London) **220** (1968); 1352.

[117] HENI, F., H. SIEBNER: Chromosomenveränderungen bei der Makroglobulinämie WALDENSTRÖM. Dtsch. med. Wschr. **88** (1963), 1781.

[118] HENLE, G., W. HENLE, V. DIEHL: Relation of Burkitt's tumor associated herpes type virus to infectious mononucleosis. Proc. nat. Acad. Sci. (Wash.) **59** (1968), 94.

[119] HERSH, E. N., J. J. OPPENHEIM: Impaired in vitro lymphocyte transformation in HODKIN's disease. New Engl. J. Med. **273** (1965), 1006.

[120] HINZ, C. F., T. M. DANIEL, G. L. BAUM: Quantitative aspects of the stimulation of lymphocytes by tuberculin purified derivative. Int. Arch. Allergy **38** (1970), 119.

[121] HIRSCHHORN, K., F. BACH, R. L. KOLODNY, J. L. FIRSHEIN, N. HASHEM: Immune response and mitosis of human peripheral blood lymphocytes in vitro. Science **142** (1963), 1185.

[122] HIRSCHHORN, K., R. L. KOLODNY, N. HASHEM, F. BACH: Mitogenic action of phytohaemagglutinin. Lancet **1963/II**, 305.

[123] HIRSCHHORN, K., R. R. SCHREIBMANN, F. BACH, L. E. SILTZBACH: In vitro studies of lymphocytes from patients with sarcoidosis and lymphoproliferative diseases. Lancet **1964/II**, 842.

[124] HITTMAIR, A.: Myelofibrose, Osteosklerose und verwandte Zustände. In: Handbuch der gesamten Hämatologie Band IV, 329 (Urban-Schwarzenberg, München—Berlin, 1963).

[125] HOLLAND, P., A. M. MAURER: Drug-induced in vitro stimulation of peripheral lymphocytes. Lancet **1964/I**, 1368.

[126] HOLM, G., P. PERLMAN, B. JOHANNSSON: Impaired phytohaemagglutinin-induced cytotoxity in vitro of lymphocytes from patients with HODGKIN's disease or chronic lymphatic leukaemia. Clin. exp. Immunol. **2** (1967), 351.

[127] HUBER, H.: Erkrankungen mit Störung der zellgebundenen Immunitätsreaktion. Klin. Wschr. **79** (1967), 868.

[128] HUBER, H., D. PASTNER, P. DITTRICH, H. BRAUNSTEINER: In vitro reactivity of human lymphocytes in uraemia — a comparison with the impairment of delayed hypersensitivity. Clin. exp. Immunol. **5** (1969), 75.

[128a] HUBER, C., H. HUBER, F. SCHMALZL, B. LEDERER, D. BÜTTERICH, H. BRAUNSTEINER: DNS Synthese in Blutlymphozyten beim malignen Lymphogranulom. Acta haematol. **44** (1970), 222.

[129] IMHOF, Y. W., R. E. BALLIEUX, N. A. J. MUL, H. POEN: Monoclonal and diclonal gammapathies. Acta med. Scand. Suppl. **445** (1966), 102.

[130] INMAN, D. R., E. H. COOPER: The relation of ultrastructure to DNA synthesis in human leucocytes. I. Atypical lymphocytes in phytohaemagglutinin cultures and infectious mononucleosis. Acta haematol. **33** (1965), 257.

[131] ISRAEL, H. L., M. SONES: Immunologic defect in patients recovered from sarcoidosis. New Engl. J. Med. **273** (1965), 1003.

[132] JEHN, U. W., L. NATHANSON, R. S. SCHWARTZ, M. SKINNER: In vitro lymphocyte stimulation by a soluble antigen from malignant melanoma. New Engl. J. Med. **283** (1970), 329.

[133] JENSEN, M. K.: Lymphocyte transformation in multiple sclerosis. Acta neurol. Scand. **44** (1968), 200.

[134] JONES, J. V.: Development of sensitivity to dinitrochlorobenzene in patients with sarcoidosis. Clin. exp. Immunol. **2** (1967), 477.

[135] JONES, W. R.: In vitro transformation of fetal lymphocytes. Amer. J. Obstet. Gynecol. **104** (1969), 586.

[136] KACAKI, J. N., W. E. BULLOCK, J. H. VAUGHAM: Failure of lymphocyte transformation in response to gammaglobulins in rheumatoid arthritis. Lancet **1969/I**, 1289.

[137] KÄLLEN, B., O. NILSSON: Mixed leucocyte reaction in multiple sclerosis. Nature (London) **229** (1971), 91.

[138] KAISER, M. D., J. KUSHNER: Blasts in WISKOTT-ALDRICH syndrome. Lancet **1967/II**, 836.

[139] KARNOFSKY, D. A.: Late effects of immunosuppressive anticancer drugs. Federat. Proc. **26** (1967), 925.

[140] KASAKURA, S., L. LOWENSTEIN: The effect of uremic blood on mixed leucocyte reactions and on cultures of leucocytes with phytohemagglutinin. Transplantation **5** (1967), 283.

[141] KELLEY, J. B., A. B. STANFIELD, C. D. DUKES, J. L. PARSONS: Enhanced human lymphocyte response to coccidioidin in vitro following skin test. Ann. Allergy **27** (1969), 265.

[142] KERBY, G. R.: Correlation of tuberculin skin sensitivity with in vitro lymphocyte response. Amer. Rev. resp. Dis. **96** (1967), 161.

[143] KIRKPATRICK, C. H., W. E. C. WILSON, D. W. TALMAGE: Immunologic studies in human organ transplantation. I. Observation and characterization of suppressed cutaneous reactivity in uremia. J. exp. Med. **119** (1964), 727.

[144] KUNZ, G.: Die Funktionsstörung des lymphatischen Gewebes als primäre Entstehungsursache der extramedullären Metaplasie und der Osteomyelosklerose. Dtsch. Gesundheitswes. **8** (1953), 1141.

[145] Kunz, G.: Beitrag zur Pathogenese der Osteomyelosklerose. Verh. dtsch. Ges. inn. Med. **60** (1954), 932.

[146] Kunz, G.: Pathogenese und Klinik der Osteomyelosklerose. Dtsch. Gesundheitswes. **16** (1961), 2233.

[147] Ky, N. T., B. N. Halpern, G. Lagrue, C. Langlois: La transformation lymphoblastique in vitro des lymphocytes sanguins appliquée a l'étude de l'allergie microbienne. Presse méd. **74** (1966), 1119.

[148] Lamb, D., F. Pelney, W. D. Kelley, R. A. Good: A comparative study of the incidence of anergy in patients with carcinoma, leucemia, Hodgkin's disease and other lymphomas. J. Immunol. **89** (1962), 555.

[149] Lang, P. A., S. E. Ritzmann, F. Merian, M. C. Lawrence, W. C. Levin, R. Gregory: Cellular evolution in induced inflammation in uremic patients. Tex. Rep. Biol. Med. **24** (1966), 107.

[150] Lazzaro, C., C. Lanza: Sull' attivita immunitaria in vitro dei linfociti formazione di anticorpi antispirocheta da parte di linfociti di soggetti non luetici. Riv. Patol. Clin. Sperim. **6** (1965), 297.

[151] Lehner, T.: Stimulation of lymphocyte transformation by tissue homogenates in recurrent oral ulceration. Immunol. **13** (1967), 159.

[152] Leikin, S. L., M. Bazelon, K. J. Park: In vitro lymphocyte transformation in ataxia telangiectasia. J. Pediat. **68** (1966), 477.

[153] Lenz, U., R. Witkowski: Der Lymphozytentransformationstest als Hilfsmittel des Nachweises einer Kontaktallergie. Derm. Mschr. **157** (1971), 68.

[154] Levan, N. E., C. S. Korn, E. G. McNall, L. Pineda: Coccidiomycosis and lymphocyte transformation. In: W. O. Rieke, Proc. III Annual leucocyte culture conference, New York 1969, S. 533.

[155] Leventhal, B. G., D. S. Waldorf, N. Talal: Impaired lymphocyte transformation and delayed hypersensitivity in Sjögren's syndrome. J. clin. Invest. **46** (1967), 1338.

[156] Leventhal, B. G., C. B. Smith, P. P. Carbone, E. M. Hersh: Lymphocyte transformation in response to M. pneumoniae. In: W. O. Rieke, Proc. III. Ann. leucocyte culture conference, New York 1969, S. 519.

[157] Levin, W. C., S. E. Ritzmann: Relation of abnormal proteins to formed elements of blood: cellular sources. Ann. Rev. Med. **16** (1965), 187.

[158] Lieber, E., K. Hirschhorn, H. A. Fudenberg: Response of agammaglobulinaemic lymphocytes in mixed lymphocyte culture. Clin. exp. Immunol. **4** (1969), 83.

[159] Lindahl-Kiessling, K., J. A. Böök: Effects of PHA on leucocytes. Lancet **1964/II**, 591.

[160] Ling, N. R., E. M. Husband: Specific and non-specific stimulation of peripheral lymphocytes. Lancet **1964/II**, 363.

[161] Ling, N. R.: Lymphocyte stimulation. North Holland Publishing Company, Amsterdam 1968.

[162] Lischka, G.: Lymphozytentransformationstest mit Pertussis-Impfstoff. Klin. Wschr. **49** (1971), 501.

[162a] Madl, W., P. Schmidt, R. Kotzaurek, N. Honetz: Lymphozytenstimulierbarkeit bei chronisch intermittierender Hämodialyse. Wien. klin. Wschr. **83** (1971), 893.

[163] Maini, R. N., D. C. Dumonde, J. A. Faux, F. E. Hargreave, J. Pepys: The production of lymphocyte mitogenic factor and migration inhibition factor by antigen stimulated lymphocytes of subjects with grass pollen allergy. Clin. exp. Immunol. **9** (1971), 449.

[164] Marshall, W. H., K. B. Roberts: Tuberculin-induced mitosis in peripheral blood leucocytes. Lancet **1963/I**, 773.

[165] MATSANIOTIS, N., C. TSENGHI, C. ECONOMOU-MAVROV, C. METAXOTOU-STAVRIDAKI: Skin hypersensitivity and in vitro lymphocytic reactivity to tuberculin in childhood. J. Pediat. **72** (1968), 599.

[166] MCFARLAND, W., D. HEILMANN: Comparison of lymphocyte transformation and intradermal reactions to tuberculin. Amer. Rev. resp. Dis. **93** (1966), 742.

[167] MCFARLIN, D. E., J. J. OPPENHEIM: Impaired lymphocyte transformation in ataxia telangiectasia in part due to a plasma inhibitory factor. J. Immunol. **103** (1969), 1212.

[168] MELLA, B., D. J. LANG: Leucocyte mitosis: Suppression in vitro associated with acute infectious hepatitis. Science **155** (1967), 80.

[169] MIGGIANO, V. C., S. FERRARI, F. INGRAO: In vitro stimulation of human peripheral leucocytes with echinococcus granulosus antigens. Bol. Ist. Sieroter. Milanese **45** (1966), 585.

[170] MILGROM, F.: Autoimmunity. Vox. sang. **16** (1969), 286.

[171] MILLER, D. G.: Immunological deficiency and malignant lymphoma. Cancer **20** (1967), 579.

[172] MITCHELL, M. S., P. CALABRESI: Studies on the role of the lymphocyte in the immune response. Yale J. Biol. Med. **36** (1964), 421.

[173] MÖSCHLIN, S.: Diagnose, Verlauf und Therapie des Morbus HODGKIN. Schweiz. med. Wschr. **94** (1964), 665.

[174] MONTGOMERY, J. R., M. A. SOUTH, W. E. RAWES, J. L. MELNICK, G. B. OLSON, P. B. DENT, R. A. GOOD: Viral inhibition of lymphocyte response to phytohemagglutinin. Science **157** (1967), 1068.

[175] MORRISON, A. B., K. MANESS, R. TAWES: Skin homograft survival in chronic renal insufficiency. Arch. Pathol. **75** (1963), 139.

[176] NAGEL, G. A., C. GEIGER: Krebs und Immunität. Schweiz. med. Wschr. **101** (1971), 1605.

[177] NASPITZ, C. K., A. H. EISEN, M. RICHTER: DNA synthesis in vitro in leucocytes from patients with ataxia telangiectasia. Int. Arch. Allergy **33** (1968), 217.

[178] NEWBERRY, W. M., J. W. CHANDLER, T. D. Y. CHIN, C. H. KIRKPATRICK: Immunology of the mycoses. I. Depressed lymphocyte transformation in chronic histoplasmosis. J. Immunol. **100** (1968), 436.

[179] NEWBERRY, W. M., J. W. CHANDLER, T. D. Y. CHIN, C. H. KIRKPATRICK: Lymphocyte transformation in histoplasmosis. In: W. O. RIEKE, Proc. III. Ann. leucocyte culture conference, New York 1969, S. 539.

[180] NOVI, C., C. BAZZI, E. CASSI: Blastogenesi linfocitaria in vitro da materiale sarcoidotico omologo. Boll. Ist. Sieroter. Milanese **45** (1966), 609.

[181] NOWELL, P. C.: Unstable chromosome changes in tuberculin-stimulated leucocyte cultures from irradiated patients. Evidence for immunologically comitted, long-lived lymphocytes in human blood. Blood **26** (1965), 798.

[182] OLSON, G. B., M. A. SOUTH, R. A. GOOD: Phytohemagglutinin unresponsiveness of lymphocytes from babies with congenital rubella. Nature (London) **214** (1967), 695.

[183] OPPENHEIM, J. H., J. WHANG, E. FREI: Immunologic and cytogenetic studies of chronic lymphocytic leukemic cells. Blood **26** (1965), 121.

[184] OPPENHEIM, J. J., S. PERRY: Effect of endotoxins on cultured lymphocytes. Proc. Soc. exp. Biol. **118** (1965), 1014.

[185] OPPENHEIM, J. J., M. BARLOW, T. A. WALDMANN, J. B. BLOCK: Impaired in vitro lymphocyte transformation in patients with ataxia telangiectasis. Brit. med. J. **1966/II**, 330.

[186] Oppenheim, J. J., R. M. Blaese, T. A. Waldmann: Defective lymphocyte transformation and delayed hypersensitivity in Wiskott-Aldrich syndrome. J. Immunol. **104** (1970), 835.
[187] Pappas, A., P. Scheuerlen: Transformation von Lymphozyten unter Phytohämagglutinin bei verschiedenen hämatologischen Erkrankungen. Verh. Dtsch. Ges. Med. **73** (1967), 472.
[187a] Pappas, A., P. G. Scheuerlen: Untersuchungen über den Einfluß von Plasma Hodgkin-Kranker auf die Phytohämagglutinin-Transformation normaler Lymphozyten. Verh. dtsch. Ges. inn. Med. **74** (1968), 1254.
[188] Paraskevas, F., J. Heremans, J. Waldenström: Cytology and electrophoretic pattern in $gamma_{1A}$ ($beta_{2A}$) myeloma. Acta med. Scand. **170** (1961), 575.
[189] Patrucco, A., N. F. Rothfield, K. Hirschhorn: The response of cultured lymphocytes from patients with systemic lupus erythematosus to DNA. Arthritis Rheumatism **10** (1967), 32.
[190] Pearmain, G., R. T. Lycette, P. Fitzgerald: Tuberculin induced mitosis in peripheral blood leucocytes. Lancet **1963/I**, 637.
[191] Pearmain, G. E., R. R. Lycette: Spontaneous mitoses of glandular-fever cells in short term peripheral blood cultures. Lancet **1963/II**, 1072.
[192] Pegrum, G. D.: Stimulation in vitro of cells from patients with myeloproliferative disorders. Blut **14** (1967), 277.
[193] Pentycross, C. R.: Lymphocyte transformation in young people. Clin. exp. Immunol. **5** (1969), 213.
[194] Perlick, F., E. Conrad: Zur Symptomatologie des myeloproliferativen Syndroms. Zschr. Ges. inn. Med. **19** (1964), 200.
[195] Peters, M. W., R. E. Alison, R. S. Bush: Natural history of Hodgkin's disease as related to staging. Cancer **19** (1966), 308.
[196] Pfeiffer, R. A., W. Kosenow, A. Bäumer: Chromosomenuntersuchungen an Blutzellen eines Patienten mit Makroglobulinämie Waldenström. Klin. Wschr. **40** (1962), 342.
[196a] Pisciotta, A. V., D. W. Westring, C. DeFrey, B. Walsh: Mitogenic effect of Phytohaemagglutinin at different ages. Nature (London) **215** (1967), 193.
[197] Pössnerova, V., F. Hermansky: The behavior of lymphocytes of chronic lymphadenoses in short termed tissue cultures from peripheral blood. Neoplasma **4** (1966), 417.
[198] Pope, J. H.: Establishment of cell lines from peripheral leucocytes in infectious mononucleosis. Nature (London) **216** (1967), 810.
[199] Quaglino, D., F. G. J. Hayhoe, R. J. Flemans: Cytochemical observations on the effect of phytohaemagglutinin in short term tissue culture. Nature (London) **196** (1962), 338.
[200] Quaglino, D., D. C. Cowling: Cytochemical studies on cells from chronic lymphocytic leucaemia and lymphosarcoma cultured with phytohaemagglutinin. Brit. J. Haematol. **10** (1964), 358.
[201] Rauch, H. C.: Response of leucocyte in culture from tuberculous patients and vaccinated subjects. Amer. Res. resp. Dis. **95** (1967), 220.
[201a] Renner, H. H., J. Stärk, R. Mauler: Stimulation von Lymphozytenkulturen mit Typhus O-Antigen. Klin. Wschr. **47** (1969), 431.
[202] Ricci, M., A. Rassaleva, M. Ricca: Lymphocyte reaction in pollenosis. Lancet **1966/II**, 445

[203] RIDDLE, P. R., M. C. BERENBAUM: Postoperative depression of the lymphocyte response to phytohaemagglutinin. Lancet 1967/I, 746.

[203a] RIGAS, D. A., V. V. TISDALE, F. HECHT: Transformation of blood lymphocytes in Ataxia telangiectasia. Int. Arch. Allergy 39 (1970), 221.

[203b] RIGGIO, G., G. CARDINI, M. PEGORARO: Valtazione del compartamento evulotivo dei linfociti umani in coltura con fitoemagglutinina nell'eta senile. Boll. Soc. Cult. Med. Novar. 43 (1966), 341.

[204] RIIS, P., J. STOUGAARD: The peripheral blood leucocytes in chronic renal insufficiency. Dan. med. Bull. 12 (1965), 85.

[205] RIPPS, C. S., M. J. FELLNER, K. HIRSCHHORN: Response of lymphocytes to tetracycline. Lancet 1965/II, 951.

[206] RIPPS, C. S., K. HIRSCHHORN: The production of immunoglobulins by human peripheral blood lymphocytes in vitro. Clin. exp. Immunol. 2 (1967), 377.

[207] ROBINSON, E.: Immunology and phytohaemagglutinin in cancer. Lancet 1966/I, 753.

[208] ROBINSON, E., A. HOCKMAN: Comparative study of the lymphocyte transfer test with lymphocytes from normal donors and cancer patients. J. nat. Cancer Inst. 36 (1966), 819.

[209] RÖSSLER, R., K. HAVEMANN, W. DÖLLE: Untersuchungen zur Frage der Immunpathogenese chronischer Lebererkrankungen. Verh. dtsch. Ges. inn. Med. 74 (1968), 533.

[210] ROHR, K.: Myelofibrose und Osteomyelosklerose. Acta haematol. 15 (1956), 209.

[211] ROHR, K.: Der Formenkreis des Myelofibrose-Syndroms. Proc. 6. Congr. Europ. Soc. Haematol. 1957, 63.

[212] ROSE, S.: A theory of the action of cancer chemotherapeutic drugs. Clin. exp. Immunol. 2 (1967), 361.

[213] ROTHENBERGER, W., H. G. THIELE: In vitro Studie zur Pathogenese der primärchronischen Polyarthritits mittels des Lymphocytentransformationstests. Klin. Wschr. 48 (1970), 518.

[214] RUBIN, A. D.: Lymphocyte RNA synthesis in infectious mononucleosis: the response to phytohemagglutinin in vitro. Blood 28 (1966), 602.

[215] RUBIN, A. D., K. HAVEMANN, W. DAMESHEK: Studies in chronic lymphocytic leucemia: further studies of the proliferative abnormality of the blood lymphocyte. Blood 33 (1969), 313.

[216] RUSSEL, P. S., S. D. NELSON, G. J. JOHNSON: Matching tests for histocompatibility in man. Ann. N.Y. Acad. Sci. 129 (1966), 368.

[217] SALMON, S. E., K. H. FUDENBERG: Abnormal nucleic acid metabolism of lymphocytes in plasma cell myeloma and macroglobulinemia. Blood 33 (1969), 300.

[218] SAMOILINA, N. L., A. M. POLYANSKAJA: Blastic transformation of lymphocytes in the cultures stimulated with phytohemagglutinin (PHA) in hypoplastic anemia and lymphoproliferative disease. Probl. Gemat. Peril. Kr. 14 (1969), 3.

[219] SAPUPPO, A., A. CHIARENZA, C. LAZZARO: T.P.I. test e transformazione blastica dei linfociti in vitro. Min. Dermatol. 12 (1967), 42.

[220] SARKANY, I., G. A. CARON: Onset of antigen induced lymphocyte transformation following smallpox vaccination. Brit. J. Dermatol. 78 (1966), 352.

[221] SAMOILINA, N. L., A. M. POLYANSKAYA: Blastic transformation of lymphocytes in the cultures stimulated with phytohemagglutinin (PHA) in hypoplastic anemia and lymphoproliferative disease. Probl. Gemat. Peril. Kr. 14 (1969), 3.

[222] SAUMON, G., F. DERMENGHEM, M. SAINT-PAUL, C. SORS, G. DECROIX: Étude de la culture des lymphocytes au cours des cancers bronchopulmonairs: Étude de 57 cas avant et pendant chimio thérapie. Presse méd. 76 (1968), 1657.

[223] SAVEL, H.: Effect of autologous tumor extracts on cultured human peripheral blood lymphocytes. Cancer **24** (1969), 56.

[224] SCHEIFFARTH, F., H. WARNATZ: Lymphozytentransformationstest. Med. Klin. **36** (1968), 1808.

[225] SCHEUERLEN, P. G.: Immunologische Störungen bei der Lymphogranulomatose. Dtsch. med. Wschr. **92** (1967), 1433.

[226] SCHEUERLEN, P. G.: Immunpathologie bei Lymphogranulomatose. Verh. Dtsch. Ges. inn. Med. **74** (1968), 747.

[227] SCHEUERLEN, P. G., M. BAAKE, N. FREY, P. MOERS, G. SIEBERTH: Über Immuninsuffizienz bei chronischen urämischen Nierenerkrankungen. Dtsch. med. Wschr. **94** (1969), 17.

[228] SCHMÄHL, D.: Karzinogenese und Immundepression. Dtsch. med. Wschr. **96** (1971), 1771.

[229] SCHMALZL, F., M. CIRESA, H. BRAUNSTEINER: Zur Zytochemie der Drüsenfieberzellen. Acta haematol. **39** (1968), 257.

[230] SCHMIDT, M., K. HAVEMANN: Nucleinsäurestoffwechsel und Proteinsynthese in Lymphozytenkulturen von Patienten mit Makroglobulinämie. Verh. dtsch. Ges. inn. Med. **74** (1968), 479.

[231] SCHREK, R.: Cell transformations and mitoses produced in vitro by tuberculin purified protein derivative in human blood cells. Am. Res. resp. Dis. **87** (1963), 734.

[232] SCHREK, R.: Effect of phytohaemagglutinin on lymphocytes in HODGKIN's disease. New. Engl. J. Med. **275** (1966), 394.

[233] SCHREK, R.: Effect of phytohaemagglutinin on lymphocytes from patients with chronic lymphocytic leucemia. Arch. Pathol. **83** (1967), 58.

[234] SCHULER, D., G. GACS, L. SCHONGUT, E. CSERHATI: Lymphoblastic transformation in ataxia telangiectasia. Lancet **1966/II**, 753.

[234a] SCHUMACHER, K., W. SCHNEIDER, G. ALZER, H. OERKERMANN: The influence of urea on protein synthesis of stimulated lymphocytes. Klin. Wschr. **50** (1972), 929.

[235] SCHWENKE, H.: Die Lymphozytenkultur und ihre Anwendungsmöglichkeit. Zschr. ges. inn. Med. **25** (1970), 1.

[236] SHARMAN, C., P. E. CROSSEN, P. H. FITZGERALD: Lymphocyte number and response to phytohaemagglutinin in chronic lymphocytic leucaemia. Scand. J. Haematol. **3** (1966), 375.

[237] SIEBNER, H., G. A. SPENGLER, R. BÜTTLER, R. HENI, G. RIVA: Chromosomenanomalien bei Paraproteinämie. Schweiz. med. Wschr. **95** (1965), 1767.

[238] SILK, M.: Effect of plasma from patients with carcinoma on in vitro lymphocyte transformation. Cancer **20** (1967), 2088.

[239] SKURKOWICH, S. v., L. A. MAKHONOVA, F. M. REZNICHENKO, G. J. CHERVONSKY: Treatment of children with acute leucemia by passive cyclic immunization with autoplasma and autoleucocytes operated during the remission period. Blood **33** (1969), 186.

[240] SMITH, R. T.: Tumor spezific immune mechanisms. New Engl. J. Med. **278** (1968), 1207, 1268, 1326.

[241] SOLOMON, A., J. L. FALAY, R. A. MALMGREN: Immunhistologic localization of gamma-1-makroglobulins, beta-2-A-myelomaproteins and Bence-Jones-proteins. Blood **21** (1963), 403.

[241a] SONES, M., ISRAEL, H. L.: Altered immunologic reactions in sarcoidosis. Ann. int. Med. **40** (1954), 260.

[242] SPENGLER, G. A., H. SIEBNER, G. RIVA: Chromosomal abnormalities in macroglobulinemia WALDENSTRÖM: discordant findings in uniovular twins. Acta med. Scand. Suppl. **445** (1966), 132.

[242a] STARZL, T. E.: Experience in renal transplantation. Saunders, Philadelphia **1964**, 239.

[243] STOBBE, H., K. M. HEINE, P. NEUMANN: Zytomorphologische und cytochemische Befunde an Immunoblasten. Int. Congr.: Die heutige Stellung der Morphologie in Biologie und Medizin, Berlin (1968).

[244] STOBBE, H., K. M. HEINE: Untersuchungen zur Pathogenese lymphoproliferativer Erkrankungen. Schweiz. med. Wschr. **99** (1969), 631.

[245] STOBBE, H., K. M. HEINE, P. NEUMANN: Beitrag zur Nosologie der Lymphogranulomatose. Schweiz. med. Wschr. **100** (1970), 326.

[246] STOLLAR, D., L. LEVINE, J. MARMUR: Antibodies to denatured deoxyribonucleic acid in L.E. serum. II. characterization of antibodies in several sera. Biochem. Biophys. Acta **61** (1962), 7.

[247] STORTI, E., C. MAURI: Die chronischen Myelosen. In: Handbuch der gesamten Hämatologie **4**, 147, Urban Schwarzenberg, München—Berlin (1963).

[248] SURJAN, M.: Immunologie der Tumoren. Therap. Hung. **18** (1970), 59.

[249] SUTHERLAND, R. M., W. R. INCH, J. A. MCCREDIE: Phytohemagglutinin (PHA) — induced transformation of lymphocytes from patients with cancer. Cancer **27** (1971), 574.

[250] SYMES, M. O.: Immunological problems in the treatment of malignant diseases. Proc. roy. Soc. Med. **63** (1970), 135.

[251] THEML, H., F. TREPEL, J. RASTSTETTER, H. WEGEMANN: DNS- und RNS-Synthese in benignen und malignen Lymphomen. Klin. Wschr. **45** (1967), 609.

[252] THOMAS, J. W., W. BOLDT, G. HORROCKS, B. LOW: Lymphocyte transformation by phytohemagglutinin: I. In HODGKIN's disease. Canad. med. Ass. J. **97** (1967), 832.

[253] TOBIAS, H., A. P. SAFRAN, F. SCHAFFNER: Lymphocyte stimulation and chronic liver disease. Lancet **1967/I**, 193.

[254] TORMEY, D. C., R. KAMIN, H. H. FUDENBERG: Quantitative studies of phytohemagglutinin-induced DNA and RNA synthesis in normal and agammaglobulinemic leucocytes. J. exp. Med. **125** (1967), 863.

[255] TREPEL, F., J. RASTSTETTER, H. THEML, G. STOCKHUSEN: Nukleinsäuresynthese und Zytostatikawirkung in pathologischen Lymphknotenzellen. Med. Klin. **61** (1966), 618.

[256] TREPEL, F.: Tumorantigene und Immunreaktionen gegen Tumoren. Med. Klin. **66** (1971), 215.

[257] TREPEL, F.: Immunologische Tumortherapie. Med. Klin. **66** (1971), 222.

[258] VISCHER, T. L.: Lymphocyte cultures in drug hypersensitivity. Lancet **1966/II**, 467.

[259] WALDORF, D. S., J. N. SHEAGREN, J. R. TRAUTMAN, J. B. BLOCK: Impaired delayed hypersensitivity in patients with lepromatous leprosy. Lancet **1966/II**, 773.

[259a] WALDORF, D. S., R. F. WILKENS, J. L. DECKER: Impaired delayed hypersensitivity in an aging population. J. Am. med. Ass. **203** (1968), 831.

[260] WEICKER, H., H. BRÜCHER, K. HUHNSTOCK, J. MEISTER, H. PLÜGGE: Paraproteinosen, klinische, biochemische und morphologische Verlaufsuntersuchungen. Dtsch. Arch. klin. Med. **211** (1965), 14.

[261] WEIL, M., C. JACQUILLAT: Immunologie de la maladie de HODGKIN. Presse méd. **75** (1967), 857.

[262] WHITTACKER, G. M., C. G. CLARK: Depressed lymphocyte function in carcinoma of the breast. Brit. J. Surg. **58** (1971), 717.

[263] Wilson, W. E. C., C. H. Kirkpatrick, D. W. Talmage: Suppression of immunologic responsiveness in uremia. Ann. intern. Med. **62** (1965), 1.

[264] Winter, G. C. B., D. G. Osmond, J. M. Yoffey, D. J. Mahy: Leucocyte cultures with phytohaemagglutinin in chronic lymphatic leucaemia. Lancet **1964/II**, 563.

[265] Witkowski, R.: Ein neuer Lymphozytentest auf Kontakt- und bakterielle Allergie. Dermatol. Wschr. **152** (1966), 1062.

[266] Woodliff, H. J.: Blood and bone marrow in cell culture. Eyre Spottiswoode, London (1964).

[267] Woodliff, H. J., P. Onesti: Lymphocyte cultures in drug hypersensitivity. Lancet **1966/II**, 857.

[268] Yoffey, J. M., G. C. B. Winter, D. G. Osmond, E. S. Meek: Morphological studies in the culture of human leucocytes with phytohaemagglutinin. Brit. J. Haematol. **1965/I**, 488.

[269] Zabriskie, J. B., R. Lewshenia, G. Möller, B. Wehle, R. E. Falk: Lymphocytic responses to streptococcal antigens in glomerulonephritic patients. Science **168** (1970), 1105.

[270] Zeitz, S. J., P. P. Arsdel, D. K.: McClure: Spezific response of human lymphocytes to pollen antigen in tissue culture. J. Allergy **38** (1966), 321.

[271] Zimmermann, T. S., H. A. Godwin, S. Perry: Studies of leucocyte kinetics in chronic lymphocytic leucemia.

[272] Zucker-Franklin, D., E. C. Franklin, W. S. Cooper: Production of macroglobulins in vitro and a study of their cellular origin. Blood **20** (1962), 56.

4 MÖGLICHKEITEN DER BEEINFLUSSUNG DER FUNKTION DES LYMPHATISCHEN SYSTEMS

Es gibt prinzipiell zwei Möglichkeiten der Beeinflussung des Funktionszustandes des lymphatischen Systems, nämlich eine Stimulierung oder eine Hemmung.

4.1. Stimulierung der Funktion des lymphatischen Systems

Die Beeinflussung der Abwehrfunktion gegen bestimmte Antigene im positiven Sinne wird durch die große Palette der aktiven Immunisierungen schon seit langem praktiziert. Eine unspezifische Stimulierung des lymphatischen Systems, d. h. eine allgemeine Steigerung seiner Abwehrfunktionen, ist sehr viel schwieriger, und es gibt lediglich erste Ansätze in dieser Richtung. Eine unspezifische Stimulierung wäre z. B. bei der Tumorkrankheit wünschenswert, da die spezifische Immunisierung gegen Tumorzellantigene wegen ihrer schwachen Antigenität noch auf Schwierigkeiten stößt. Lediglich bei der unreifzelligen Leukose findet die Immunisierung mit inaktivierten autogenen oder allogenen Leukosezellen bereits breitere Anwendung [12, 74, 75, 76, 116]. Daher wird bei der immunologischen Tumorbehandlung auch der Weg einer unspezifischen Stimulierung des lymphatischen Systems mit anderen Antigenen versucht. Hierbei kommt insbesondere BCG-Vakzine zur Anwendung [12, 75, 76, 130]. Es wurden jedoch auch vorwiegend tierexperimentelle Versuche mit PHA durchgeführt [99, 100, 101]. Fenster [39] berichtete über erste Erfolge mit der unspezifischen PHA-Stimulierung bei menschlichen Neoplasien. Dazu werden Lymphozyten des Tumorträgers in vitro mit PHA stimuliert und die autogenen transformierten Lymphozyten reinfundiert.

Nach Verabfolgung von PHA bzw. Phytolacca americana-Extrakt kommt es zum Auftreten transformierter Lymphozyten und Mitosen im peripheren Blut, in Milz und Lymphknoten sowie im Knochenmark [18, 32, 40, 123]. Auf Grund der Annahme, daß ein Teil dieser transformierten Lymphozyten eine hämatopoetische Stammzellfunktion erfüllt, wurde versucht, durch Vorbehandlung mit PHA im Tierexperiment einen Strahlenschutz zu erzielen [96, 98, 120] bzw. den Verlauf aplastischer Anämien und Panmyelophthisen beim Menschen günstig zu beeinflussen [2, 3, 8, 45, 48, 59]. Die Erfolgsberichte sind sehr widersprüchlich und trotz einzelner klinischer Besserungen hat sich diese Therapieform nicht durchgesetzt. Das gleiche gilt für Versuche, die Knochenmarkdepression bei zytostatischer Therapie durch gleichzeitige PHA-Gaben zu verhüten [35, 96].

4.2. Hemmung der Funktion des lymphatischen Systems

Während die Stimulierung der Abwehrfunktion des lymphatischen Systems vorwiegend gegen bestimmte Antigene, d. h. spezifisch, möglich ist, verhält es sich bei der Hemmung des lymphatischen Systems umgekehrt. Die unspezifische Unterdrückung der Funktion, auch als Immunosuppression bezeichnet, hat bereits einen festen Platz in der klinischen Therapie. Dagegen ist eine gezielte Unterdrückung der Abwehr gegen bestimmte Antigene kaum möglich. In diesem Zusammenhang interessieren besonders die Transplantationsantigene, denn mit der Mögilchkeit einer spezifischen Hemmung der Immunreaktion gegen Transplantationsantigene wäre die Immunschranke in der Transplantationsmedizin durchbrochen und es könnten echte Dauererfolge erzielt werden. Die Bemühungen, eine spezifische Reaktionsunfähigkeit zu erzeugen, gehen in zwei Richtungen: Die Entwicklung einer Immuntoleranz und die Ausnutzung des sogenannten immunologischen Enhancement-Phänomens.

Die Toleranzentwicklung [25, 47, 58, 84, 89] ist das typische Verhalten eines unreifen Immunsystems gegenüber Antigenen, in diesem Zusammenhang auch als Tolerogene bezeichnet, die in genügender Menge und über längere Zeit auf die immunkompetenten Zellen einwirken. Es kann lebenslängliche Toleranz gegenüber fremden Zellen erreicht werden, so daß ein Chimärismus entsteht. Bei einem ausgereiften Immunsystem bestehen vorläufig noch erhebliche Schwierigkeiten, Toleranz zu erzeugen, da die Immunreaktionen des lymphatischen Systems die fremden Zellen zerstören, noch ehe sie zur Toleranzentwicklung geführt haben. Aus diesem Grunde wird versucht, die Immunreaktionen durch Immunosuppressiva teilweise zu unterdrücken, ein Kompromiß, der die Zerstörung der Tolerogene verhindern soll, ohne jedoch die aktive Toleranzentwicklung zu hemmen. Je schwächer die Tolerogene sind, um so leichter ist die Entwicklung einer Toleranz möglich. Daher bleibt die Histokompatibilitätsprüfung wichtigste Voraussetzung für die Transplantationsimmunologie, um zumindestens die starken HL-A determinierten Transplantationsantigene auszuschließen. Wenn eine Toleranz erzielt wurde, so erfordert die Erhaltung derselben eine ständige Anwesenheit des Tolerogens im Bereich des Immunsystems des Wirtes. Dies ist durch ein eingeheiltes Transplantat nicht unbedingt garantiert. Es müssen entweder die entsprechenden Antigene dem Immunsystem durch Injektion weiter zugeführt werden oder vermehrungsfähige zirkulierende Zellen mit dem Transplantat übertragen werden, damit die Toleranz nicht wieder erlischt.

Während die Toleranzentwicklung durch die Anwesenheit eines Antigens im Immunsystem des Wirtes erzeugt wird, liegt dem Enhancementphänomen eine spezifische Reaktionsunfähigkeit durch das Vorhandensein von Antikörpern zugrunde [104, 132]. Es handelt sich dabei um nicht zytotoxische Antikörper. Diese können sich auf Zellen, z. B. Tumorzellen oder Transplantatzellen, setzen, ohne diese zu zerstören. Sie blockieren jedoch damit die Zelle gegen den Angriff zytotoxisch wirksamer Immunzellen oder verhindern überhaupt die Aktivierung lymphatischer Zellen durch Blockierung der Antigene an der Oberfläche der

Fremdzelle. Man spricht daher auch von protektiven Antikörpern. Während das Enhancementphänomen in der Tumorimmunologie unerwünscht ist und möglicherweise einen der Gründe darstellt, warum die körpereigene Tumorabwehr oft ineffektiv bleibt, stellt es in der Transplantationsimmunologie ein erstrebenswertes Ziel dar.
Eine unspezifische Hemmung der Immunreaktionen wird als Immunosuppression bezeichnet [15, 52, 55, 64, 72, 105, 106, 112]. Eine Immunosuppression wurde therapeutisch bei Krankheiten versucht, bei denen Autoimmunmechanismen eine Rolle zu spielen scheinen. Autoimmunität kann als Verlust der Toleranz gegen körpereigenes Gewebe angesehen werden. Die Antigene sind hierbei körpereigen und daher durch medizinische Maßnahmen im allgemeinen nicht aus dem Körper zu eliminieren. Die Immunosuppression zielt also auf die Unterdrückung der pathologischen Immunantwort auf das körpereigene Antigen. Entsprechend verhält es sich bei der immunosuppressiven Therapie zur Verhinderung der Abstoßung von Allotransplantaten.

Die Immunantwort auf ein Antigen kann an verschiedenen Stellen unterbrochen werden (Abb. 4.1.):
1. Verhinderung der Antigenverarbeitung durch das Makrophagensystem mittels Blockierung des RHS mit kolloidalen Substanzen oder durch funktionelle Beeinträchtigung, z. B. durch Antimakrophagenserum oder Kortikosteroide [54, 87, 105]. Untersuchungen in dieser Richtung wurden vorwiegend im Tierexperiment durchgeführt, fanden jedoch in der Klinik bisher keine Anwendung.
2. Vernichtung oder Dezimierung der Population ungeprägter Lymphozyten. Dies ist eine wirksame Methode der Immunosuppression, weil die Empfindlichkeit

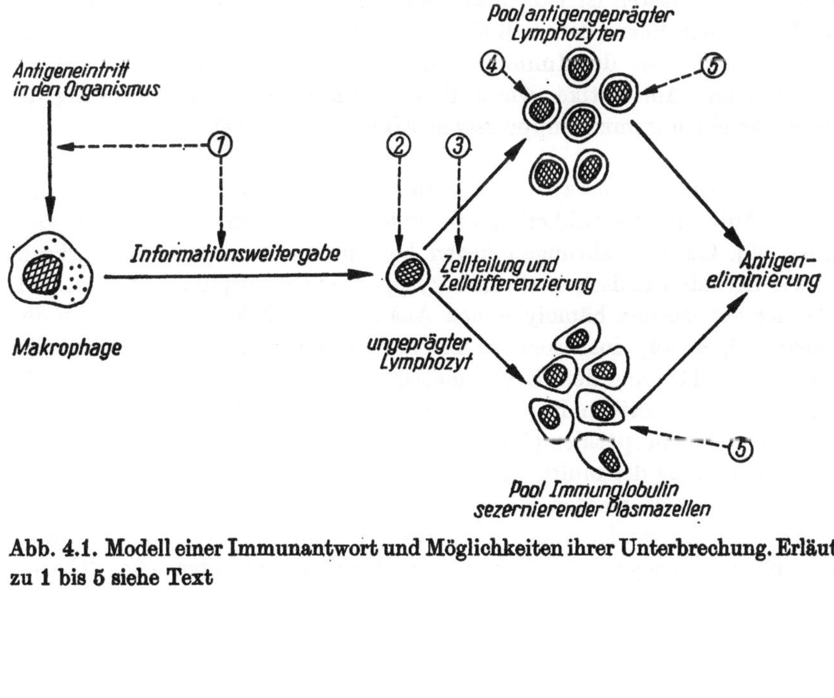

Abb. 4.1. Modell einer Immunantwort und Möglichkeiten ihrer Unterbrechung. Erläuterungen zu 1 bis 5 siehe Text

der Lymphozyten, z. B. gegenüber Röntgenstrahlen und Kortikosteroiden, vor der immunologischen Prägung und Differenzierung größer ist als während dieser [11, 117, 118, 119]. Man ist also bestrebt, die Immunantwort schon in diesem frühen Stadium zu unterbrechen, d. h. gleichzeitig mit oder sofort nach dem Antigeneintritt in den Körper. Dies ist allerdings in den wenigsten klinischen Situationen möglich, wohl aber bei der Organtransplantation.

3. Verhinderung der Zellteilung und Zelldifferenzierung, welche nach der Einwirkung des Antigens auf die zunächst noch ungeprägten Lymphozyten einsetzt. Hierfür sind chemische Substanzen geeignet, die die DNS- und RNS-Synthese beeinträchtigen und dadurch die Zellteilung hemmen. Hierzu gehören die Antimetaboliten (z. B. 6-Merkaptopurin) [136], die alkylierenden Substanzen (z. B. Cyclophosphamid) [108], sowie einige Antibiotika und Pflanzenalkaloide. Der Nachteil liegt darin, daß sie im gleichen Sinne auch auf andere Gewebe mit rascher Zellteilung einwirken und dadurch schädliche Nebenwirkungen entwickeln.

4. Vernichtung bzw. Dezimierung des pools immunologisch wirksamer Zellen (Lymphozyten und Plasmazellen). Am leichtesten lassen sich Lymphozyten aus dem Körper entfernen, da es sich um Zellen handelt, die ständig im Körper via Lymphbahn-Blutbahn-lymphatische Organe zirkulieren. Durch Drainage des Ductus thoracius [36, 37, 128] oder extrakorporale Bestrahlung von durch einen Shunt strömendem Blut bzw. Lymphe [27, 29, 30, 137] lassen sich größere Lymphozytenmengen entfernen. Für Plasmazellen kommt eine solche Methode nicht in Betracht.

5. Behinderung der Immunglobulinsynthese durch Störung der Eiweißsynthese durch Antimetaboliten [136] oder die Proteinsynthese hemmende Antibiotika wie Mitomycin, Aktinomycin oder Puromycin [34, 69]. Der Hemmeffekt dieser Proteinsyntheseinhibitoren ist jedoch auf der Stufe der Induktion einer Immunantwort, d. h. in der Phase der Zellteilung und Zelldifferenzierung, stärker ausgeprägt als in der Phase der Immunglobulinsynthese [106]. Als Nebenwirkung zeigen auch andere Antibiotika, wie z. B. Chloramphenicol, durch Störung der Eiweißsynthese einen immunosuppressiven Effekt [69, 79, 88].

Die immunosuppressive Therapie wurde in den letzten Jahren bei fast allen sogenannten Autoimmunkrankheiten mit unterschiedlichem Erfolg angewandt [21, 42, 81, 95]. Gute Erfahrungen liegen bei immunhämatologischen Erkrankungen, wie der idiopathischen thrombozytopenischen Purpura [70, 114, 121, 122, 124], der erworbenen hämolytischen Anämie [56, 82, 85, 114, 139], bei den Kollagenosen [5, 6, 49], insbesondere bei der primärchronischen Polyarthritis [16, 33, 44, 65, 77, 113] und dem Erythematodes visceralis [6, 31, 50, 51, 97, 114], bei der chronisch aggressiven Hepatitis [38, 43, 80, 93, 102, 107, 109, 110], bei immunologischen Nephropathien [1, 46, 66, 83, 113a, 126], bei der Colitis ulcerosa [7, 17, 19, 127] und bei der multiplen Sklerose [21, 135] vor.

Zur Immunosuppression werden Mitosegifte und zytotoxische Medikamente benutzt (Tab. 4.1.). Es dürfen nicht zu stark wirksame Substanzen verwendet werden, um eine ausgeprägte Schädigung anderer Mausergewebe (Granu-

Tabelle 4.1. Substanzen mit immunosuppressiver Wirkung

Stoffgruppe	gebräuchlichste Vertreter	angenommener Wirkungsmechanismus
Antimetaboliten	6-Merkaptopurin Azathioprin 5-Fluorourazil Methotrexat	Purinantagonist Purinantagonist Pyrimidinantagonist Folsäureantagonist
Alkylierende Substanzen	Cyclophosphamid Chlorambuzil	DNS- und RNS-Synthesestörung. Destruktion des lymphatischen Gewebes
Antibiotika	Mitomycin Actinomycin Puromycin	DNS-Synthesehemmung DNS-Synthesehemmung Eiweiß-Synthesehemmung
Pflanzenalkaloide	Vinblastin Vincristin	Mitosehemmung in der Metaphase
Kortikosteroide	Prednisolon Dexamethason Methylprednisolon	Phagozytosehemmung und Destruktion lymphatischer Zellen
heterologe Immunglobuline	Antilymphozyten Serum (ALS)	periphere Lymphozytopenie durch zytotoxische Wirkung auf Lymphozyten
Enzyme	E. coli L-Asparaginase	Lymphozytenproliferationshemmung durch Asparaginasemangel

lozyto-, Thrombozyto-, Erythrozytopoese, Magen-Darmschleimhaut) zu vermeiden. Dies ist besonders im Hinblick darauf wichtig, daß es sich fast immer um eine Langzeittherapie handelt. Als besonders geeignet haben sich 6-Merkaptopurin (Merkaleukin) und dessen Abkömmling Azathioprin (Imuran) bewährt. Auch Cyclophosphamid kann eingesetzt werden. Kortikosteroide haben neben der entzündungshemmenden eine klastische Wirkung auf das lymphatische Gewebe [28, 71]. Sie führen zu einer Lymphozytolyse und Plasmazellzerstörung und werden daher häufig zur Immunosuppression eingesetzt. Wegen der ausgeprägten Nebenwirkungen kann Prednisolon auf lange Sicht in höherer Dosierung jedoch nicht angewandt werden und es empfiehlt sich die Prednisolon sparende Kombination mit Zytostatika.

In den letzten Jahren wurden zwei neue immunosuppressiv wirksame Präparate mit prinzipiell anderem Wirkungsmechanismus entwickelt. Es sind dies das xenogene Antilymphozytenglobulin und die L-Asparaginase. Antilymphozytenglobulin [14, 20, 22, 61, 62, 69, 73, 94, 103, 115, 131] wird durch Immunisierung einer anderen Spezies, meist Pferd, mit menschlichen Lymphozyten gewonnen. Es führt zur Lymphozytolyse und damit zur Lymphozytopenie. Der lymphozytenzerstörende Effekt ist die wesentliche Wirkungsweise, scheint jedoch nicht allein für die immunosuppressive Wirksamkeit verantwortlich zu sein. Es hat sich herausgestellt, daß der immunosuppressive Effekt eines Antilymphozytenserums dem Lymphozytenabfall im Blut nicht unbedingt parallel geht. Es wird angenommen, daß der immunosuppressive Effekt des Antilymphozytenserums auch auf einer Blockierung der Oberflächenrezeptoren der Lymphozyten durch die im Antilymphozytenserum enthaltenen Antikörper beruhen kann. Die Lymphozyten werden hierdurch unempfänglich für das Antigen, und es kommt nicht zu einer entsprechenden Differenzierung abwehraktiver Zellen. Darüber hinaus gibt es die Theorie der sogenannten sterilen Aktivierung der Lymphozyten durch Antilymphozytenglobulin. In vitro kann diese lymphozytenaktivierende Eigenschaft nachgewiesen werden. In einem bestimmten Konzentrationsbereich führt Antilymphozytenserum in der Lymphozytenkultur zur Lymphozytentransformation [69, 92, 138]. Insgesamt ist jedoch der Wirkungsmechanismus des Antilymphozytenserums noch nicht völlig geklärt. Die Applikation erfolgt intramuskulär oder vorteilhafter als intravenöse Infusion. Der klinischen Anwendung sind durch die eintretende Antikörperbildung gegenüber xenogenem Immunglobulin und durch toxische Nebenwirkungen auf andere Gewebe und Blutelemente Grenzen gesetzt [21, 57, 67]. Antilymphozytenserum stellt eine Kombination von Antikörpern gegen verschiedene subzelluläre Lymphozytenantigene dar, welche z. T. auch in anderen Geweben vorhanden sind. So kann es zu unliebsamen „unspezifischen" Nebenwirkungen kommen. Brendel [21] sah eine Thrombozytopenie bei etwa 50% der Behandelten. Den anaphylaktischen oder allergischen Reaktionen auf fremdes Eiweiß versucht man durch Toleranzinduktion gegen Pferde IgG sowie durch eine kombinierte Behandlung mit anderen Immunosuppressiva vorzubeugen (z. B. Antilymphozytenglobulin + Kortikosteroide + Azathioprin).

Ein anderes immunosuppressives Prinzip stellt die Asparaginase dar. Broome [23] beschrieb als erster die antilymphozytäre Wirkung von Meerschweinchenserum und fand als wirksames Prinzip den Asparaginasegehalt des Serums. Diese Entdeckung wurde in den letzten Jahren für die Klinik nutzbar gemacht [4, 9, 10, 24, 63, 78, 91, 134]. Asparaginase bewirkt eine extrazelluläre Verarmung an Asparagin. Da lymphatische Zellen, im Gegensatz zu den granulozytären und erythrozytären proliferierenden Knochenmarkzellen, nicht über Asparagin-Synthetase verfügen, sind sie in ihrem Wachstum gehemmt, solange Asparaginase im Serum bzw. im Kulturmedium vorhanden ist. Eine direkte Schädigung der Lymphozyten erfolgt nicht, denn bei Umsetzen in asparaginasefreies Milieu ist eine Proliferation wieder möglich. Asparaginase hemmt also die Lymphozytenproliferation und ist daher zur Immunosuppression geeignet.

Da es sich bei den chemischen Immunosuppressiva allgemein um Proliferationsgifte handelt, können sie auch die Lymphozytenproliferation in vitro hemmen. Der Zusatz von Kolchizin zu PHA-stimulierten Lymphozytenkulturen führt z. B.

zur Mitosearretierung in der Metaphase. Man macht sich diesen Effekt für Chromosomenanalysen zunutze. Mitomycin C hemmt die DNS-Synthese und damit die Lymphozytenproliferation. Es ist möglich, durch Mitomycin C-Zusatz zu den Lymphozyten eines Probanden in der Lymphozytenmischkultur deren Blastentransformation zu unterdrücken, bei Erhaltung ihrer antigenen Eigenschaft. Auf diese Weise läßt sich in der Lymphozytenmischkultur zweier Probanden exakt unterscheiden, wie stark die Lymphozytenreaktion jedes einzelnen ist.

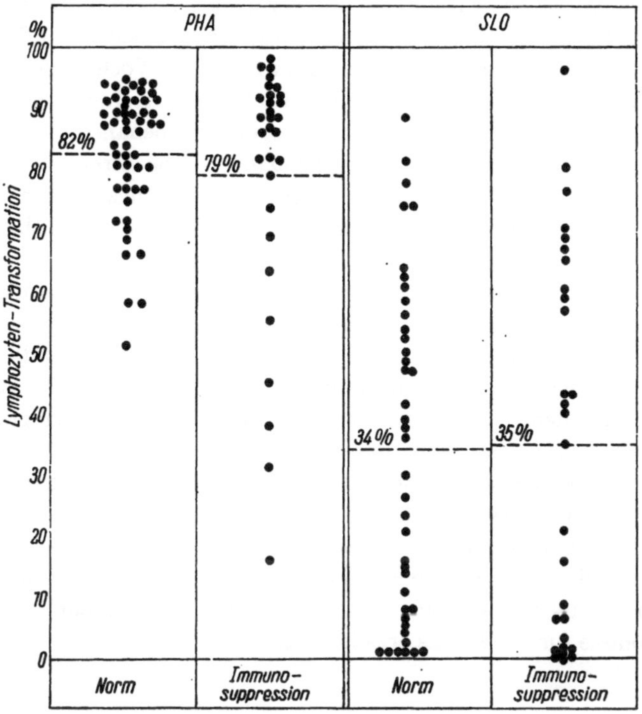

Abb. 4.2. Lymphozytentransformationswerte von Patienten unter immunosuppressiver Therapie und unbehandelten gesunden Probanden. Stimulierung mit Phytohämagglutinin und Streptolysin 0

Man bezeichnet diese Methode als Ein-Weg-Stimulierung [13, 133]. Sie ist bei Histokompatibilitätstestungen von Bedeutung. Auch durch Chloroquin [60] und Prednisolonzusatz wird die Lymphozytentransformation in vitro gehemmt. Der Hemmeffekt von Prednisolon ist nur dann ausgeprägt, wenn das Hormon vor oder gleichzeitig mit dem Stimulanz der Kultur zugefügt wird. Es greift also vor dem Einsetzen der Proliferation in den Mechanismus der Immunantwort ein [26, 90, 119, 129].

Es ist von praktischem Interesse, inwieweit sich eine immunosuppressive Therapie im Lymphozytentransformationstest widerspiegelt und ob dieser sich als Kontrolle einer Immunosuppression eignet. Hersh und Oppenheim [53] berichten über eine Studie an 20 Patienten, welche eine hochdosierte, meist kombinierte Chemotherapie erhielten. Sie fanden in der Lymphozytenkultur mit PHA und Pockenvakzine eine erhöhte Absterberate der Lymphozyten und eine ausgeprägte Hemmung der Blastentransformation.

Wir untersuchten den Lymphozytentransformationstest mit PHA und Streptolysin 0 an 30 Patienten mit Autoimmunkrankheiten oder nach Organtransplantation, welche unter einer immunosuppressiven Langzeitbehandlung mit 6-Merkaptopurin oder Azathioprin standen und verglichen diese mit den Ergebnissen an 54 gesunden Probanden [50, 51]. Bei einer täglichen Dosis von 1,5—2 mg/kg Körpergewicht und einer Behandlungsdauer zwischen 2 Wochen und 2 Jahren (im Mittel 33 Wochen) fanden wir beim Vergleich der Mittelwerte keinen signifikanten Unterschied zwischen der immunosuppressiv behandelten Patientengruppe und den unbehandelten gesunden Probanden. Die Streuung der Transformationswerte nach Stimulierung mit PHA war allerdings in den niedrigen Bereichen bei der immunosuppressiv behandelten Gruppe wesentlich größer (Abb. 4.2.).

Zur Kontrolle einer immunosuppressiven Behandlung ist der Lymphozytentransformationstest nach unseren Erfahrungen also nicht geeignet. Als bessere Möglichkeit gilt der Rosetteninhibitionstest (siehe Kapitel 2). Er ist empfindlich genug, um auch geringe Mengen einer immunosuppressiven Substanz im Patientenserum zu erfassen, was mit dem Lymphozytentransformationstest nicht möglich ist.

Die Beeinflussung der Funktion des lymphatischen Systems, sowohl im positiven als auch im negativen Sinne, stellt insgesamt noch ein weitgehend ungelöstes Problem dar. Dem gegenüber steht das große klinische Interesse an Fortschritten auf diesem Gebiet, um besonders in der Transplantationsmedizin und der immunologischen Tumorbehandlung bessere Erfolge zu erzielen. Es ist zu hoffen, daß die immunologische Forschung schon in den nächsten Jahren wertvolle Ergebnisse für die Praxis erzielen kann.

Literatur

[1] Abramowicz, M.: Controlled trial of Azathioprine in children with nephrotic syndrome. Lancet **1970/I**, 959.

[2] Airo, R., G. Astaldi, G. Costa, N. Duarte: Inoculations of autologous phytohaemagglutinin stimulated lymphocytes in aplastic anaemia. Proc. 10th Congr. Europ. Soc. Haematol., Strasbourg **II** (1965), 211.

[3] Aksoy, M., S. Erdem, K. Dincol: Phytohaemagglutinin in refractory anaemia. Lancet **1966/II**, 1464.

[4] Alexander, P., E. J. Delorme, G. A. Currie, G. C. Sime: Inhibition of immunoblast response in vivo and in vitro by asparaginase from E. coli and agouti, serum. Int. Sympos. L-Asparaginase, Paris 1970.

[5] Apostoloff, E., C. Jendrusch, P. Reitzig, I. Herbrand: Beeinflussung der Antikörperbildung bei Bindegewebserkrankungen durch immunosuppressive Therapie. Dtsch. Gesundheitswes. **23** (1968), 1337.

[6] Apostoloff, E., R. Stieglitz, C. Jendrusch, I. Baer: Immunosuppressive Therapie bei Kollagenosen unter besonderer Berücksichtigung der hämatologischen Symptomatik. In: Stobbe, H., R. Stieglitz: Autoimmunerkrankungen in der Hämatologie, Akademie-Verlag, Berlin 1969.
[7] Arden-Jones, R.: Immunosuppressive therapy in ulcerative colitis. Proc. roy. Soc. Med. **62** (1969), 499.
[8] Astaldi, G., R. Airo, S. Sauli, G. Costa: Phytohaemagglutinin in treatment of aplastic anaemia. Lancet **1965/I**, 1070.
[9] Astaldi, G., G. R. Burgio, G. Biscoati, A.Astaldi, I. Ferfoglia: L-Asparaginase and blastogenesis. Lancet **1969/II**, 643.
[10] Astaldi, G., D. Micu, A. Astaldi, G. R. Burgio: Immunosuppressive action of L-Asparaginase. Lancet **1969/II**, 1357.
[11] Astaldi, G., S. Eridani, O. B. Ponti, R. Vallentini: A. Giangrande: Influence of antiblastic agents applied either in vivo or in vitro in cell culture. Blut **19** (1969), 8.
[12] Aurich, G., W. Plenert, F. Zintl, G. Polzin, H. J. Blau, H. Kruse: Die Anwendung der Immunotherapie bei akuten Parablastenleukosen. Folia haematol. **97**, (1972).
[13] Bach, F. H., N. H. Voynow: One way stimulation in mixed leucocyte cultures. Science **153** (1966), 545.
[14] Bach, J. F.: Les serums antilymphocytes. Europ. J. clin. biol. Res. **15** (1970), 258.
[15] Bach, J. F.: Immunosuppression by chemical agents. Transplant. Proc. **3** (1971), 27.
[16] Barnikol, H. U., K. O. Vorländer: Voraussetzungen und erste Ergebnisse zur therapeutischen Anwendung des Azathioprins beim chronisch-progredienten Gelenkrheumatismus und bei sogenannten Kollagenkrankheiten. Med. Welt (Stuttgart) **18** N. F. (1967), 160.
[17] Bean, R. H. D.: Treatment with 6-MP of chronic ulcerative colitis. Med. J. Aust. **11** (1962), 592.
[18] Blennerhasset, J. B., C. K. Naspitz, N. Richter: The action of phytohemagglutinin in rabbitts. 5. Morphological changes following previous immunization with daily injections of phytohemagglutinin. Blood **33** (1969), 727.
[19] Bowen, G. E., G. V. Irons, J. B. Rhales, J. B. Kirsner: Early experiments with Azathioprine in ulcerative colitis. J. Amer. med. Ass. **195** (1966), 460.
[20] Brendel, W., R. Pichelmayr: Heterologe Antilymphozytenseren zur Immunosuppression bei Organtransplantationen. Dtsch. med. Wschr. **92** (1967), 549.
[21] Brendel, W.: The clinical use of ALG. Transplant. Proc. **3** (1971), 280.
[22] Brent, L., T. Courtenay, G. Gowland: Immunological reactivity of lymphoid cells after treatment with anti-lymphocytic serum. Nature (London) **215** (1967), 1461.
[23] Broome, J. D.: Evidence that the L-Asparaginase activity of guinea pig serum is responsible for its antilymphoma effects. Nature (London) **191** (1961), 1114.
[24] Burgio, G. R., A. Astaldi, I. Krc, D. Micu, G. Astaldi: L-Asparaginase and inhibition of the lymphocyte immune reaction. Farmaco **25** (1970), 86.
[25] Calne, R. Y.: Antigen-induced immunosuppression for organ grafting. Transplant. Proc. **3** (1971), 21.
[26] Caron, G. A.: Prednisolone inhibition of DNA synthesis by human lymphocytes induced in vitro by phytohaemagglutinin. Int. Arch. Allergy **32** (1967), 191.
[27] Chanana, A. D.: The influence of extracorporal irradiation of blood and lymph on skin homograft rejection. Radiat. Res. **27** (1966), 330.
[28] Claesson, N. H., C. Røpke: Quantitative studies on cortisol-induced decay of lymphoid cells in the thymolymphatic system. Acta pathol. microbiol. Scand. **76** (1969), 376.

[29] CRONKITE, E. P., A. D. CHANANA, H. SCHNAPPAUF: Extracorporeal irradiation of blood and lymph in animals: Its effect on homografts and on lymphomas. New Engl. J. Med. **272** (1965), 456.

[30] CRONKITE, E. P.: Extracorporeal irradiation of the blood and lymph in the treatment of leucemia and for immunosuppression. Ann. intern. Med. **67** (1967), 415.

[31] CRUCHAUD, A., D. POMETTA, C. ROUSSO: Treatment of systemic lupus erythematosus (SLE) with immunosuppressive drugs. Helv. med. Acta **34** (1967), 1.

[32] CZERSKI, P., S. SZMIGIELSKI: The effect of Phytolacca decandra extracts on the lymphatic system. Folia haematol. **90** (1968), 336.

[33] DEICHER, R., R. FRICKE: Untersuchungen zur Therapie der rheumatoiden Arthritis mit Zytostatika. Z. Rheumaforsch. **28** (1969), 20.

[34] DOLD, U., C. G. SCHMIDT: Cytostatisch wirksame Antibiotika. Internist **12** (1971), 136.

[35] EGGERTH, G., J. KÜHBÖCK, D. POKORNY: Zur Verabreichung von Phytohämagglutinin bei zytostatischer Therapie. Wiener Zschr. inn. Med. **50** (1969), 587.

[36] FISH, J. C.: Circulating lymphocyte depletion in preparation for renal allotransplantation. Surg. Gynec. Obstet. **128** (1969), 777.

[37] FISH, J. C., K. R. T. TYSON, G. A. BEATHARD, M. E. SARLES, A. R. REMMERS, S. E. RITZMANN: Circulating lymphocyte depletion: Effect on renal allograft survival in calves. Surgery **67** (1970), 969.

[38] FÖRSTER, E., D. MAAS, K. BECK, W. OEHLERT, F. BIRNBAUM: Das histologische Bild der chronisch-aggressiven Hepatitis bei immunosuppressiver Therapie. Dtsch. med. Wschr. **96** (1971), 1.

[39] FRENSTER, J. H., W. M. ROGOWAY: Immunotherapy of human neoplasms with autologous lymphocytes activated in vitro. Proc. 5. Leucocyte Culture Conference. Academic Press, New York 1970, S. 359.

[40] GAMBLE, C. N.: The effect of phytohemagglutinin on mouse spleen cells in vivo. Blood **28** (1966), 175.

[41] GERDES, H.: Was ist gesichert in der Therapie mit Glukokortikoiden bei internen Erkrankungen? Internist **12** (1971), 512.

[42] GERHARTZ, H., W. WEIN: Die Chemotherapie der Autoaggressionskrankheiten. Int. klin. Pharmaz. **1** (1967), 54.

[43] GROS, H., K. ZWIRNER: Immunodepressorische Therapie der chronisch-aggressiven Hepatitis. Münch. med. Wschr. **111** (1969), 24, 81.

[44] GROSS, D., M. ENDERLIN, K. PEHR: Die immunosuppressive Behandlung der progredient-chronischen Polyarthritis mit Antimetabolika und Zytostatika. Schweiz. med. Wschr. **97** (1967), 1301.

[45] GRUENWALD, H., R. N. TAUB, F. N. WONG, K. A. KIOSSOGLOU, W. DAMESHEK: Phytohaemagglutinin in the treatment of aplastic anaemia. Lancet **1965/I**, 962.

[46] GRUPE, W. E., W. HEYMANN: Cytotoxic, drugs in steroid resistent renal disease. Amer. J. Dis. Child **112** (1966), 448.

[47] GÜNTHER, O.: Immuntoleranz und Immuninsuffizienz. Dtsch. med. Wschr. **92** (1967), 118.

[48] HAYES, D. M., C. L. SURR: Use of phytohemagglutinins to stimulate haematopoesis in humans. Blood **27** (1966), 78.

[49] HEIDELMANN, G., J. FLEISCHER, R. SCHWENKE: Kasuistischer Beitrag zur Therapie von Kollagenosen im engeren Sinne mit Azathioprin. Dtsch. Gesundheitswes. **26** (1971), 17.

[50] HEINE, K. M., H. STOBBE, R. KLATT, E. APOSTOLOFF, W. DUTZ: Lymphocyte transformation tests in patients under treatment with immunosuppressive drugs. Helv. med. Acta **35** (1969), 140.

[51] HEINE, K. M., R. KLATT, H. STOBBE, E. APOSTOLOFF, C. JENDRUSCH: Lymphozytentransformation unter immunosuppressiver Therapie beim Lupus erythematodes visceralis. Tag.-Ber. Ges. inn. Med. DDR **24** (1969), 152.

[52] HEINE, K. M.: Klinische Bedeutung der Immunosuppression. Dtsch. Gesundheitswes. **26** (1971), 2158.

[53] HERSH, E. M., J. J. OPPENHEIM: Inhibition of in vitro lymphocyte transformation during chemotherapy in man. Cancer Res. **27** (1967), 98.

[54] HIRSCH, M. S., G. W. CARY, F. A. MURPHY: In vitro and in vivo properties of antimacrophage sera. J. Immunol. **102** (1969), 656.

[55] HITZIG, W. H.: Immunosuppressive Therapie. Praxis **55** (1966), 61.

[56] HITZIG, W. H., L. MASSIMO: Treatment of autoimmune haemolytic anemia in children with Azathioprine. Blood **28** (1966), 28.

[57] HOPF, U., A. FATEH-MOGHADAM, W. LAND, W. BRENDEL: Serologische Untersuchungen am Patienten unter Behandlung mit xenogenem Antilymphozytenglobulin. Klin. Wschr. **48** (1970), 906.

[58] HOPF, U.: Immunologische Toleranz. Klin. Wschr. **49** (1971), 177.

[59] HUMBLE, J. G.: The treatment of aplastic anaemia with phytohaemagglutinin. Lancet **1964/I**, 1345.

[60] HURVITZ, D., K. HIRSCHHORN: Suppression of in vitro lymphocyte responses by chloroquine. New Engl. J. Med. **273** (1965), 23.

[61] JAMES, K.: The preparation and properties of antilymphocytic sera. Progr. Surg. **7** (1969), 140.

[62] JEEJEEBHOY, H. F.: The relationship of lymphopenia production and lymphocyte agglutinating and cytotoxic antibody titers to the immunosuppressive potency of heterologous antilymphocyte plasma. Transplantation **5** (1967), 1121.

[63] KIRCHNER, H., S. BAUER: Wirkung von L-Asparaginase aus Escherichia coli auf Phytohämagglutinin-stimulierte Lymphozytenkulturen. Klin. Wschr. **48** (1970), 50.

[64] KIRKPATRICK, C. H.: Immunosuppressive therapy. Postgraduate Med. **47** (1970), 151.

[65] KLEIN, G., R. KALB: Die immunosuppressive Therapie der rheumatoiden Arthritis mit Azathioprin. Zschr. Rheumaforsch. **28** (1969), 1.

[66] KLUTHE, R., G. POSER, H. SARRE: Zur Therapie glomerulärer Nierenerkrankungen mit Zytostatika. Verh. dtsch. Ges. inn. Med. **72** (1966), 404.

[67] KOUMANS, R. K. J., J. B. BILLOTE, J. F. BURKE: Complications in prolonged administration of antilymphocytic sera. Transplant. Proc. **3** (1971), 807.

[68] LAMOUREUX, G., A. G. BORDUAS: Le serum antilymphocytaire. Union Med. Canad. **97** (1968), 1371.

[69] LING, N. R.: Lymphocyte stimulation. North Holland Publishing Co., Amsterdam, 1968.

[70] LO, S. S.: Management of chronic idiopathic thrombocytopenic purpura in children with particular reference to immunosuppressive therapy. Acta haematol. **41** (1969), 1.

[71] LUNDIN, T. M., U. SCHELIN: The effect of steroids on histology and ultrastructure of lymphoid tissue. I, II. Path. Europ. **1** (1966), 15, **3** (1968), 331.

[72] MALCHOW, H.: Was ist gesichert in der Behandlung mit immunosuppressiven Medikamenten? Internist **12** (1971), 504.

[73] MARTIN, W. J., J. F. A. P. MILLER: Site of action of antilymphocyte globulin. Lancet **1967/II**, 1285.

[74] MATHÉ, G., L. SCHWARZENBERG, J. C. AMIEL, M. SCHNEIDER, A. CATTAN, J. R. SCHLUMBERGER: The role of immunology in the treatment of leucemias and hematosarcomas. Cancer Res. **27** (1967), 2542.

[75] MATHÉ, G., J. L. AMIEL, L. SCHWARZENBERG, M. SCHNEIDER, P. POUILLART, A. CATTAN: Active immunotherapy in the treatment of experimental leukemias and acute lymphoblastic leukemia in man. Bibl. haematol. **36** (1970), 678.

[76] MATHÉ, G., J. L. AMIEL, L. SCHWARZENBERG, M. SCHNEIDER, M. HAYAT, F. DEVASSAL, C. JASMIN, C. ROSENFELD, P. POUILLART: Preliminary result of a new protocol for the active immunotherapy of acute lymphoblastic leukaemia: inhibition of the immunotherapeutic effect by vincristine or adamantadine. Europ. J. clin. biol. Res. **16** (1971), 216.

[77] MATHIES, H.: Erfahrungen in der Behandlung rheumatischer Erkrankungen mit immundepressiven Substanzen. Zschr. Rheumaforsch. **28** (1969), 7.

[78] MCELVAIN, T. J., S. K. HAYWARD: L-Asparaginase and blastogenesis. Lancet **1969/I**, 527.

[79] MCINTYRE, O. R., F. G. EBAUGH: The effect of phytohemagglutinin on leucocyte cultures as measured by P^{32} incorporation in the DNA, RNA and acid soluble fractions. Blood **19** (1962), 443.

[80] MEYER ZUM BÜSCHENFELDE, K. H.: Immunosuppressive Therapie der chronischen Hepatitis. Dtsch. med. J. **20** (1969), 522.

[81] MIESCHER, P. A.: Immunosuppressive Therapie. Verh. dtsch. Ges. inn. Med. **74** (1968), 1084.

[82] MOESCHLIN, S.: Immunhämolytische Anämie. Grenzen und Möglichkeiten der immunosuppressiven Therapie. Therapiewoche **16** (1969), 748.

[83] MONCRIEFF, M. W., R. H. M. WHITE, J. S. CAMERON: Cyclophosphamide therapy in the nephrotic syndrome in childhood. Brit. med. J. **1969/I**, 666.

[84] MÜLLER-BUCHHOLZ, W.: Grundlagen der Transplantationsimmunologie. Dtsch. med. Wschr. **96** (1971), 347.

[85] NELIUS, D., R. STIEGLITZ, I. BAER: Immunosuppressive Therapie autoimmunhämolytischer Anämien. Allergie Asthma **15** (1970), 268.

[86] NELSON, S. D.: Comparison of lymphocyte-transfer test and white blood cell grouping for organ donor selection. Lancet **1965/II**, 1359.

[87] NETTESHEIM, P., A. S. HAMMONS: Effect of immunosuppressive agents on retention of antigen in the mouse spleen. Proc. Soc. exp. Biol. Med. **133** (1970), 696.

[88] NEU, R., M. J. ASPILLAGA, L. J. GARDNER: Effects of antibiotics on chromosomes of cultured human leucocytes. Nature (London) **205** (1965), 171.

[89] NOSSAL, G. J. V.: Immunologic tolerance. In: RAPOPORT, F. T., J. DAUSSET: Human transplantation. New York 1968.

[90] NOWELL, P. C.: Inhibition of human leucocyte mitosis by prednisolone in vitro. Cancer Res. **21** (1961), 1518.

[91] OHNO, R., E. M. HERSH: The inhibition of lymphocyte blastogenesis by L-Asparaginase. Blood **35** (1970), 250.

[92] OPPENHEIM, J. J., G. N. ROGENTINE, W. D. TERRY: Transformation of human lymphocytes by monkey antisera to human immunoglobulins. Federat. Proc. **26** (1967), 528.

[93] PERINGS, E., W. HAUSTEIN, W. KREUTZFELDT: Vorläufige Ergebnisse der immunosuppressiven Therapie bei chronischen Lebererkrankungen. Dtsch. Zschr. Verdau. Stoffwechselkr. **28** (1968), 209.

[94] PICHLMAYR, R., W. LAND, E. WAGNER, J. SEIFFERT, A. FATEH-MOGHADAM, E. EULITZ, W. BRENDEL: Experimentelle Untersuchungen zur Verbesserung der Spezifität von Antilymphozytenseren und ihrer Verträglichkeit. Klin. Wschr. **47** (1969), 628.

[95] PIROFSKY, B., R. H. REID, E. J. BARDANA, C. BAYRAKCI: Antithymocyte antisera therapy in nonsurgical immunologic disease. Transplant. Proc. **3** (1971), 769.

[96] PLENDERLEITH, I. H.: Effect of phytohemagglutinin on bone marrow protection and recovery in rodents. Canad. J. Physiol. Pharm. **47** (1969), 587.
[97] REITZIG, P., K. RICHTER, E. APOSTOLOFF: Seltener Lungenbefund bei Lupus erythematodes visceralis. Dtsch. Gesundheitswes. **24** (1969), 559.
[98] ROBINSON, E.: Phytohaemagglutinin and marrow regeneration. Lancet **1966/I**, 370.
[99] ROBINSON, E.: Immunology and phytohaemagglutinin in cancer. Lancet **1966/II**, 753.
[100] ROBINSON, E.: Phytohaemagglutinin and cancer. Lancet **1967/I**, 213.
[101] RUBIO, C. A., B. UNSGAARD: Immunology and phytohaemagglutinin in cancer. Lancet **1966/II**, 1191.
[102] RUHLAND, K.: Therapie der aktiven chronischen Hepatitis und ihrer Folgen mit Azathioprin. Med. klin. **64** (1969), 112.
[103] RUSSEL, P. S., A. P. MONACO: Heterologous antilymphocyte sera and some of their effects. Transplantation **5** (1967), 1086.
[104] RUSSEL, P. S.: Immunological enhancement. Transplant. Proc. **3** (1971), 960.
[105] SANTOS, G. W.: Immunosuppressive drugs. Federat. Proc. **26** (1967), 907.
[106] SCHEIFFARTH, F., H. WARNATZ: Langzeitbehandlung von Immunopathien unter besonderer Berücksichtigung immunosuppressiver Medikamente. Dtsch. med. Wschr. **94** (1969), 2444.
[107] SCHIMMELPFENNIG, W., G. SCHNEIDER, D. THEUER, K. WAGNER, H. B. ZIMMERMANN: Erfahrungen mit der 6-Merkaptopurin Therapie bei aktiven chronischen Hepatopathien. Dtsch. Zschr. Verdau. Stoffwechselkr. **29** (1969), 89.
[108] SCHMIDT, C. G.: Alkylierende Zytostatika. Internist **12** (1971), 119.
[109] SCHNEIDER, G., D. THEUER, K. WAGNER, H. B. ZIMMERMANN, P. NACK, W. SCHIMMELPFENNIG, U. FISCHER: Behandlung florider chronischer Hepatopathien mit 6-Merkaptopurin (6-MP). Dtsch. Gesundheitswes. **23** (1968), 1111.
[110] SCHNEIDER, G., W. SCHIMMELPFENNIG, D. THEUER, K. WAGNER, H. B. ZIMMERMANN, P. NACK: Ergebnisse der Therapie aktiver chronischer Hepatopathien mit 6-Merkaptopurin (6-MP). Zschr. inn. Med. **24** (1969), 124.
[111] SCHREK, R., S. STEFANI: Radioresistance of phytohemagglutinin treated normal and leucemic lymphocytes. J. nat. Cancer Inst. **32** (1964), 507.
[112] SCHUMACHER, K., D. RICKEN: Immunosuppressive Behandlung mit Zytostatika. Internist **12** (1971), 142.
[113] SCHUSTER, F., A. BAIER, R. EBERL, G. TAUSCH: Vorläufiger Bericht über Erfahrungen mit der immunosuppressiven Therapie bei der progressiv chronischen Polyarthritis und bei Kolagenerkrankungen. Zschr. Rheumaforsch. **28** (1969), 12.
[113a] SCHWAAR, R., R. NATUSCH, D. SCHOLZ: Gefahren und Grenzen der immunosuppressiven Therapie bei chronischen Nierenerkrankungen. Dtsch. Gesundheitswes. **26** (1971), 868.
[114] SCHWENKE, H., W. HELBIG, J. MÜLDNER: Immunosuppressive Therapie bei Autoimmunkrankheiten. Dtsch. Gesundheitswes. **26** (1971), 573.
[115] SHEIL, A. G. R., G. E. KELLY, B. G. STOREY, J. MAY, S. KALOWSKI, D. MEARS, J. H. ROGERS, J. R. JOHNSON, J. CHARLESWORTH, J. H. STEWARD: Controlled, clinical trial of antilymphocyte globulin in patients with renal allografts from cadaver donors. Lancet **1971/I**, 359.
[116] SKURKOWICH, S. V., L. A. MAKHONOVA, F. M. REZNICHENKO, G. J. CHERVONSKY: Treatment of children with acute leucemia by passive cyclic immunization with autoplasma and autoleucocytes operated during the remission period. Blood **33** (1969), 186.

[117] Stefani, S., R. Schrek: In vitro effect of phytohemagglutinin on the sensitivity of human lymphocytes to nitrogen mustard. J. Lab. clin. Med. 63 (1964), 1027.
[118] Stefani, S.: Old tuberculin induced radioresistance on human lymphocytes in vitro. Brit. J. Haematol. 12 (1966), 345.
[119] Stefani, S., Y. T. Oester: Effect of prednisolone on the phytohemagglutinin induced radioresistance and blastoid transformation of human lymphocytes in vitro. Transplant. Bull. 5 (1967), 317.
[120] Stefani, S., W. J. Donelly: Phytohaemagglutinin and irradiation. Lancet 1967/I, 503.
[121] Stieglitz, R., H. Stobbe, I. Baer, D. Nelius: Zur immunosuppressiven Therapie der idiopathischen Thrombozytopenie. In: Stobbe, H., R. Stieglitz: Autoimmunerkrankungen in der Hämatologie. Akademieverlag Berlin 1969.
[122] Stieglitz, R., D. Nelius, H. Stobbe, I. Baer: Stellenwert der Immunosuppressiva in der Therapie der idiopathischen Thrombozytopenie. Dtsch. Gesundheitswes. 27 (1972), 481.
[123] Sullivan, P. A., A. S. Gordon: In vivo studies of phytohaemagglutinin in the rat. In: Rieke, W. O.: Proc. 3. Ann. Leucocyte culture conference, New York 1969.
[124] Sussman, L. N.: Azathioprine in refractory idiopathic thrombocytopenic purpura. J. Amer. med. Ass. 202 (1967), 259.
[125] Taglioretti, D., A. Giangrande: Azathioprine in myeloproliferative and autoimmune disorders. Acta Genet. Med. Gem. (Roma) 17 (1968), 258.
[126] Tarejew, E. M., N. A. Muchin, L. R. Polianzewa, I. E. Tarejewa: Zytostatische Präparate in der Behandlung von Nephritiden. Dtsch. Gesundheitswes. 25 (1970), 2068.
[127] Theodor, E.: Treatment of ulcerative colitis with Azathioprine. Brit. med. J. 4 (1968), 741.
[128] Tilney, N. L., J. E. Murray: The thoracic duct fistula as an adjunct to immunosuppression in human renal transplantation. Transplantation 5 (1967), 1204.
[129] Tormey, D. C., H. H. Fudenberg, R. M. Kamin: Effect of prednisolone on synthesis of DNA and RNA by human lymphocytes in vitro. Nature (London) 213 (1967), 281.
[130] Trepel, F.: Immunologische Tumortherapie. Med. Klin. 66 (1971), 222.
[131] Tursi, A., M. F. Greaves, G. Torrigiani, J. H. L. Playfair, J. N. Roitt: Response to phytohaemagglutinin of lymphocytes from mice treated with antilymphocyte globulin. Immunology 17 (1969), 801.
[132] Uhr, J. W., G. Möller: Regulatory effect of antibody on the immune response. Adv. Immunol. 8 (1968), 81.
[133] Vodopick, H. E., E. M. Rupp, N. Gengozian: The bidirectional in vitro mixed leucocyte reaction a mutual inhibitory phenomenon? Transplantation 7 (1969), 155.
[134] Weiner, W. S., M. J. Waithe, K. Hirschhorn: L-Asparaginase and blastogenesis. Lancet 1969/II, 748.
[135] Wieczorek, V., W. Lehnert, W. Brodkorb: Erfahrungen mit der immunosuppressiven Behandlung der multiplen Sklerose. Dtsch. Gesundheitswes. 26 (1971), 1791.
[136] Wilmanns, W.: Antimetabolite. Internist 12 (1971), 127.
[137] Wolf, J. S., D. M. Hume: Prolongation of renal homograft survival by external radiation of renal arterial blood. Federat. Proc. 24 (1965), 573.
[138] Woodruff, F. A.: Antilymphocytic serum and its mode of action. Transplant. Proc. 3 (1971), 34.
[139] Worlledge, S. M.: Immunosuppressive drugs in the treatment of autoimmune haemolytic anaemia. Proc. roy. Soc. Med. 61 (1968), 1312.

Bei Fragen zur Produktsicherheit wenden Sie sich bitte an:
If you have any questions regarding product safety, please contact:

Walter de Gruyter GmbH
Genthiner Straße 13
10785 Berlin
productsafety@degruyterbrill.com